Martin Baxendale

Sex ab 40? Kein Problem!

Ein Ratgeber für Vierziger und andere Graue Panther

Eichborn.

Die Deutsche Bibliothek – CIP-Einheitsaufnahme

Baxendale, Martin:
Sex ab 40? Kein Problem! : ein Ratgeber für Vierziger und andere graue Panther / Martin Baxendale. – Frankfurt am Main : Eichborn, 2001
ISBN 3-8218-2546-4

Übersetzung: Matthias Bischoff und Oliver Th. Domzalski
Gesamtproduktion: Fuldaer Verlagsagentur, Fulda

ISBN 3-8218-2546-4

Verlagsverzeichnis schickt gern:
Eichborn Verlag, Kaiserstraße 66, D-60329 Frankfurt
www.eichborn.de

Vorwort

Sie sind schon 40? Schon länger sogar? Na, dann wissen Sie es ja schon: Klare Vorboten der Vergreisung sind im Anmarsch. Zum Beispiel, wenn Sie mitten beim Sex aufhören, weil das Länderspiel anfängt. Das heißt: Wenn Sie überhaupt Sex haben und nicht lieber vor dem Länderspiel gemeinsam noch ein paar Briefmarken sortiert haben …

Mit Hilfe der folgenden Sammlung unschätzbar wertvoller Ratschläge und wirksamer Soforthilfe werden Sie leichter mit dem unaufhaltsamen Verfallsprozeß fertig, und das heranrückende Alter verliert für den aufmerksamen Leser seine irrationalen Schrecken.

Stattdessen werden Sie fortan frohgestimmt den Greisenjahren entgegenschreiten, mit jedem Tag runzliger und altersschwach, aber mit diesem praktischen Lebenshilfe-Büchlein im Nachtschränkchen jederzeit bereit, die Wonnen der Lust bis ins hohe Alter zu genießen.

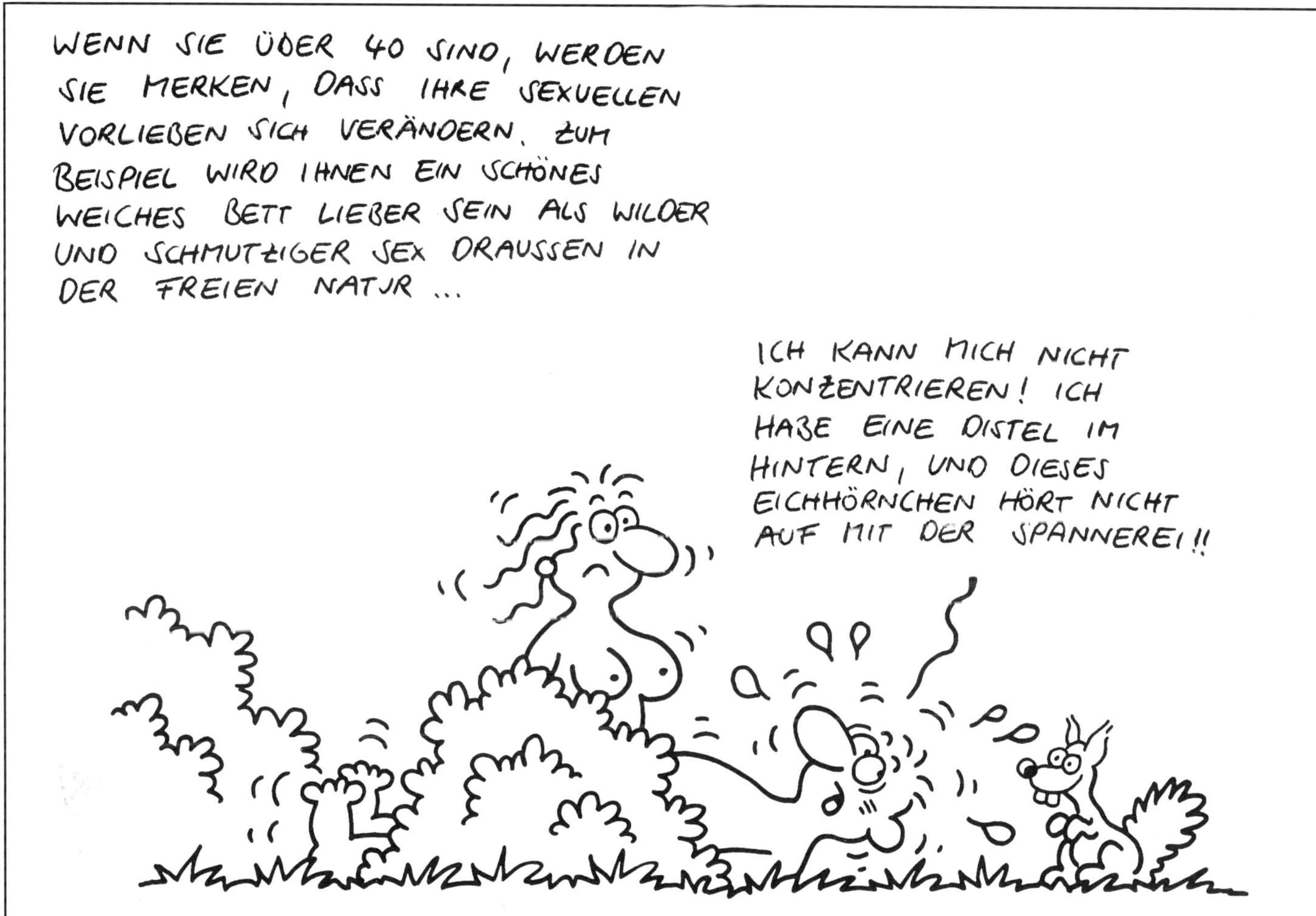
WENN SIE ÜBER 40 SIND, WERDEN SIE MERKEN, DASS IHRE SEXUELLEN VORLIEBEN SICH VERÄNDERN. ZUM BEISPIEL WIRD IHNEN EIN SCHÖNES WEICHES BETT LIEBER SEIN ALS WILDER UND SCHMUTZIGER SEX DRAUSSEN IN DER FREIEN NATUR ...
ICH KANN MICH NICHT KONZENTRIEREN! ICH HABE EINE DISTEL IM HINTERN, UND DIESES EICHHÖRNCHEN HÖRT NICHT AUF MIT DER SPANNEREI!!

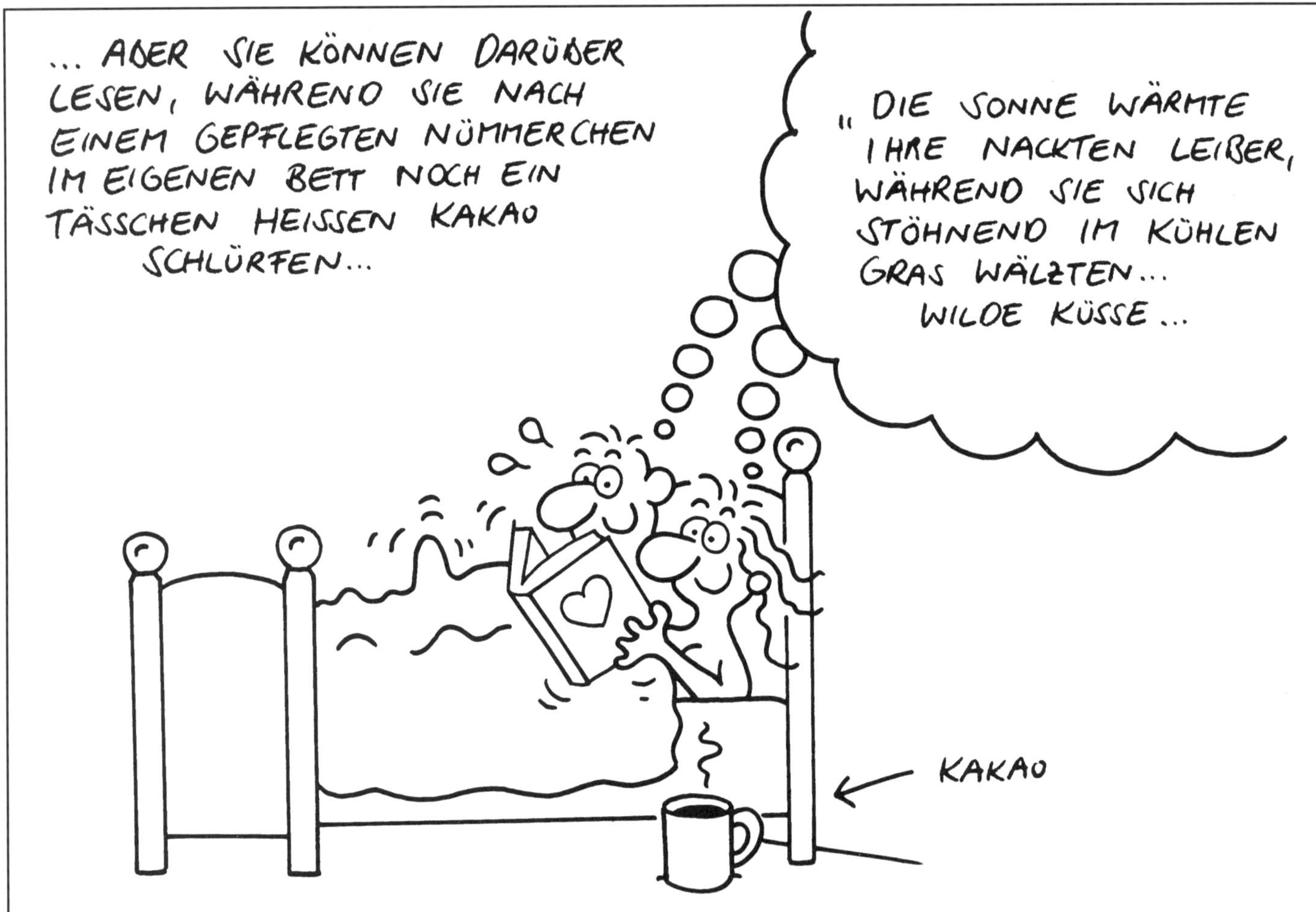
... ABER SIE KÖNNEN DARÜBER LESEN, WÄHREND SIE NACH EINEM GEPFLEGTEN NÜMMERCHEN IM EIGENEN BETT NOCH EIN TÄSSCHEN HEISSEN KAKAO SCHLÜRFEN...
„DIE SONNE WÄRMTE IHRE NACKTEN LEIBER, WÄHREND SIE SICH STÖHNEND IM KÜHLEN GRAS WÄLZTEN... WILDE KÜSSE...
KAKAO

Das perfekte Geschenk
für ein Pärchen
in den Vierzigern …

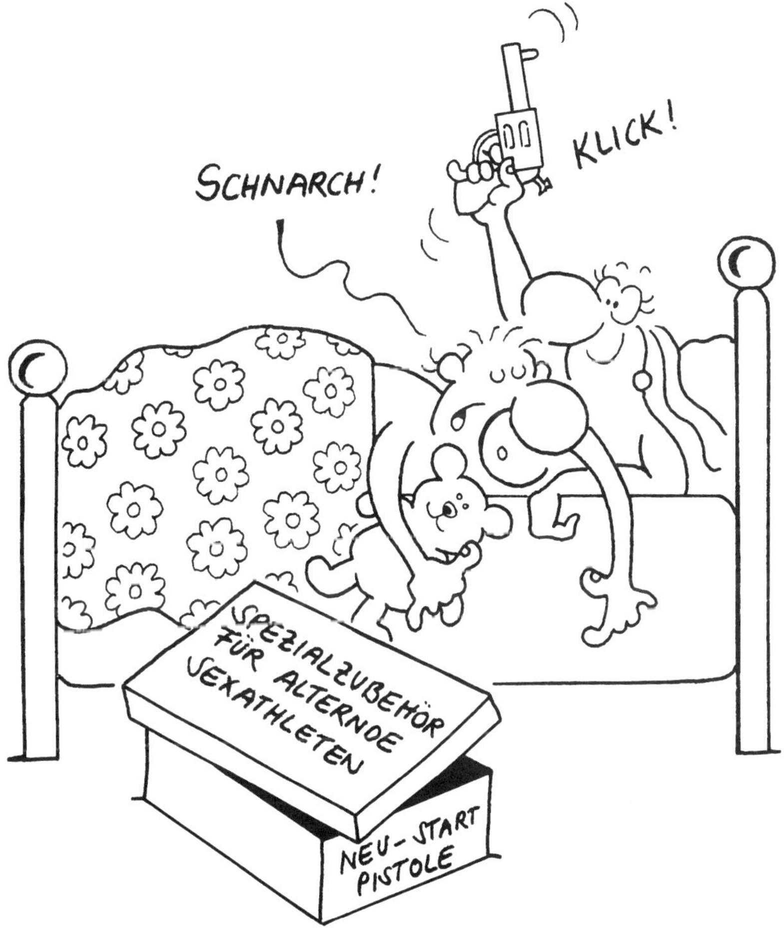
SCHNARCH!
KLICK!
SPEZIALZUBEHÖR FÜR ALTERNDE SEXATHLETEN
NEU-START PISTOLE

Wachbleiben beim Sex: ①

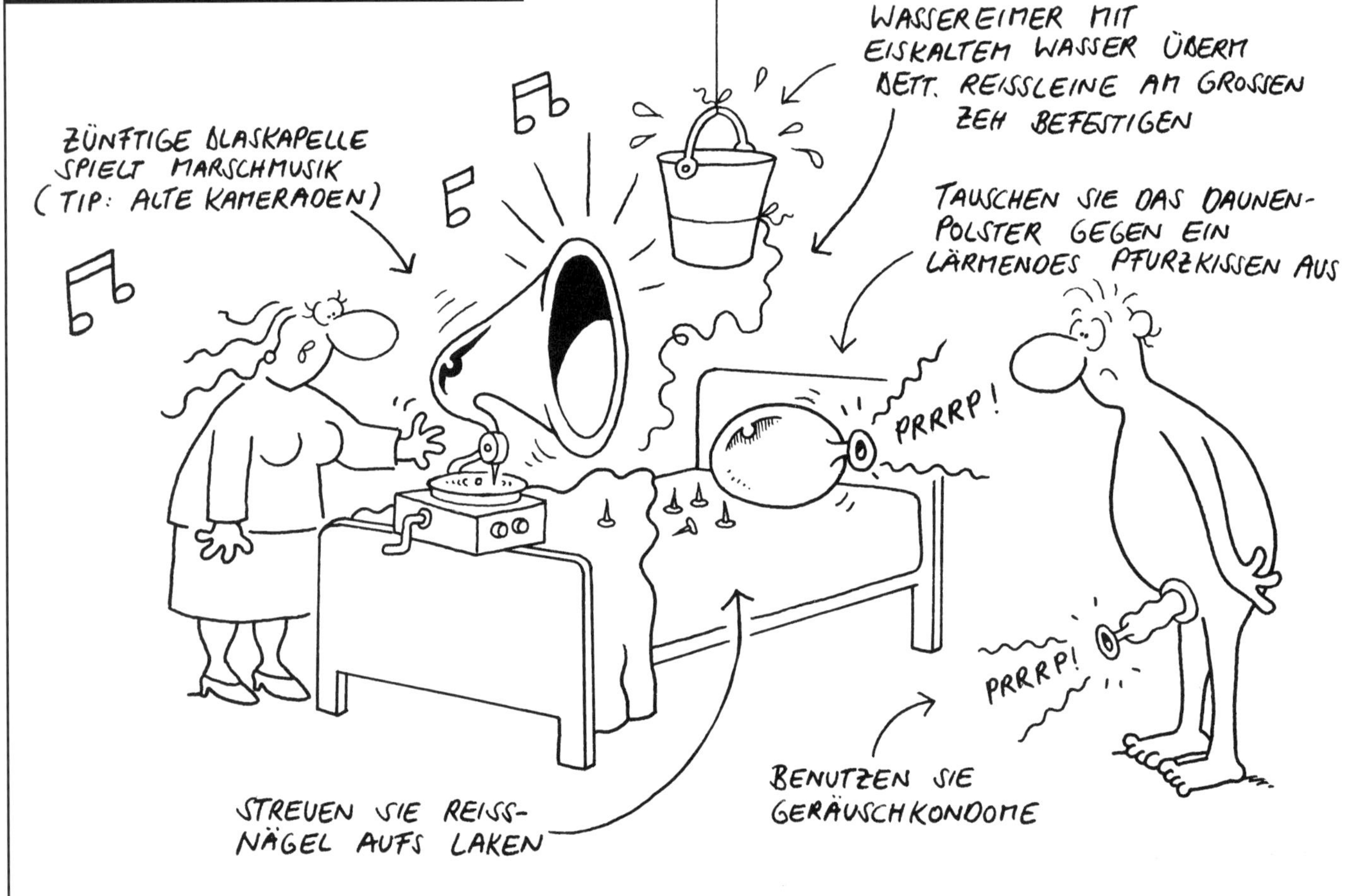
ZÜNFTIGE BLASKAPELLE SPIELT MARSCHMUSIK (TIP: ALTE KAMERADEN)
WASSEREIMER MIT EISKALTEM WASSER ÜBERM BETT. REISSLEINE AM GROSSEN ZEH BEFESTIGEN
TAUSCHEN SIE DAS DAUNEN-POLSTER GEGEN EIN LÄRMENDES PFURZKISSEN AUS
PRRRP!
PRRRP!
STREUEN SIE REISS-NÄGEL AUFS LAKEN
BENUTZEN SIE GERÄUSCHKONDOME

Wachbleiben beim Sex: ②

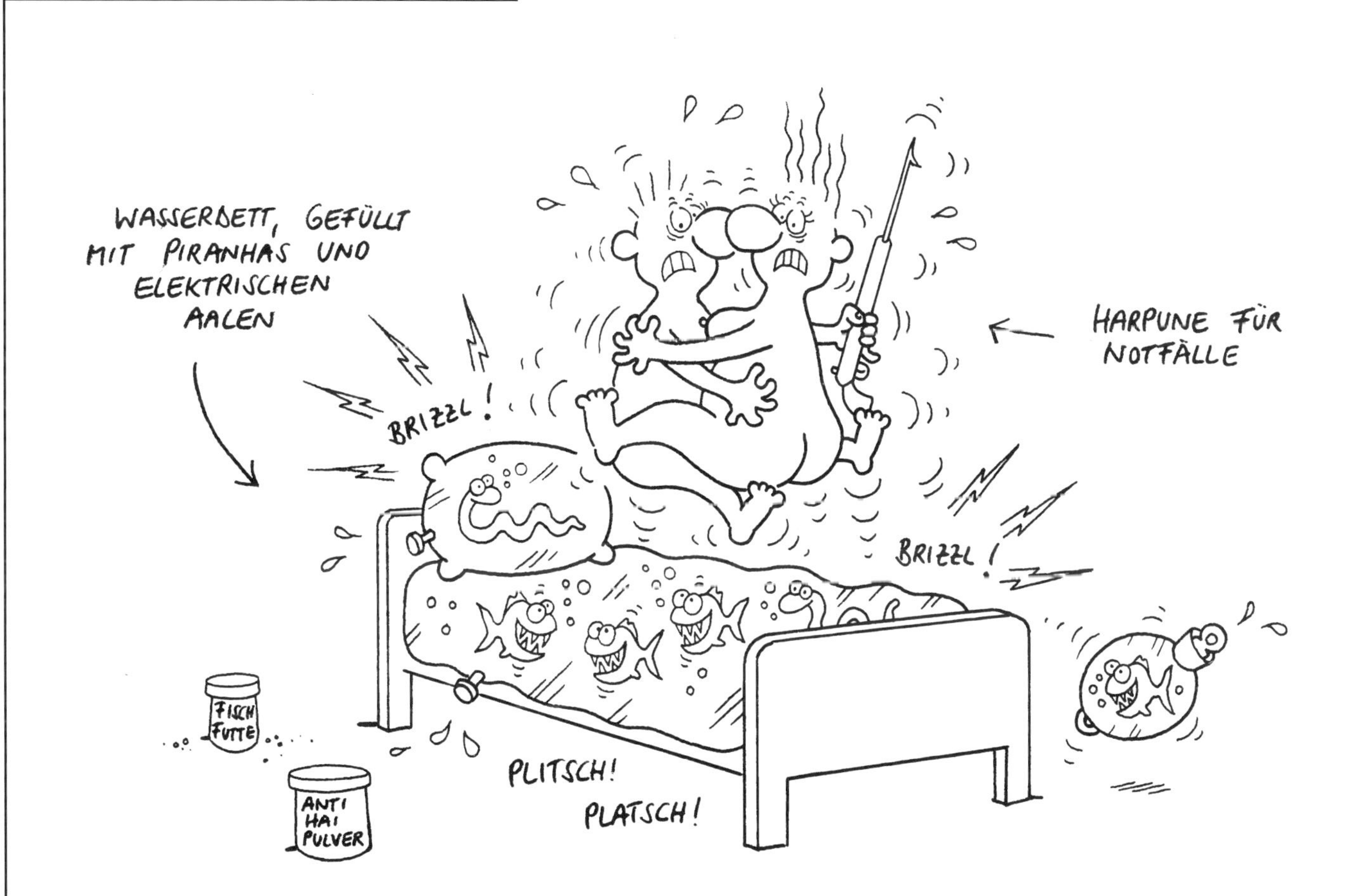

WASSERBETT, GEFÜLLT MIT PIRANHAS UND ELEKTRISCHEN AALEN
HARPUNE FÜR NOTFÄLLE
BRIZZL!
BRIZZL!
FISCH FUTTE
ANTI HAI PULVER
PLITSCH!
PLATSCH!

Wachbleiben beim Sex: ③

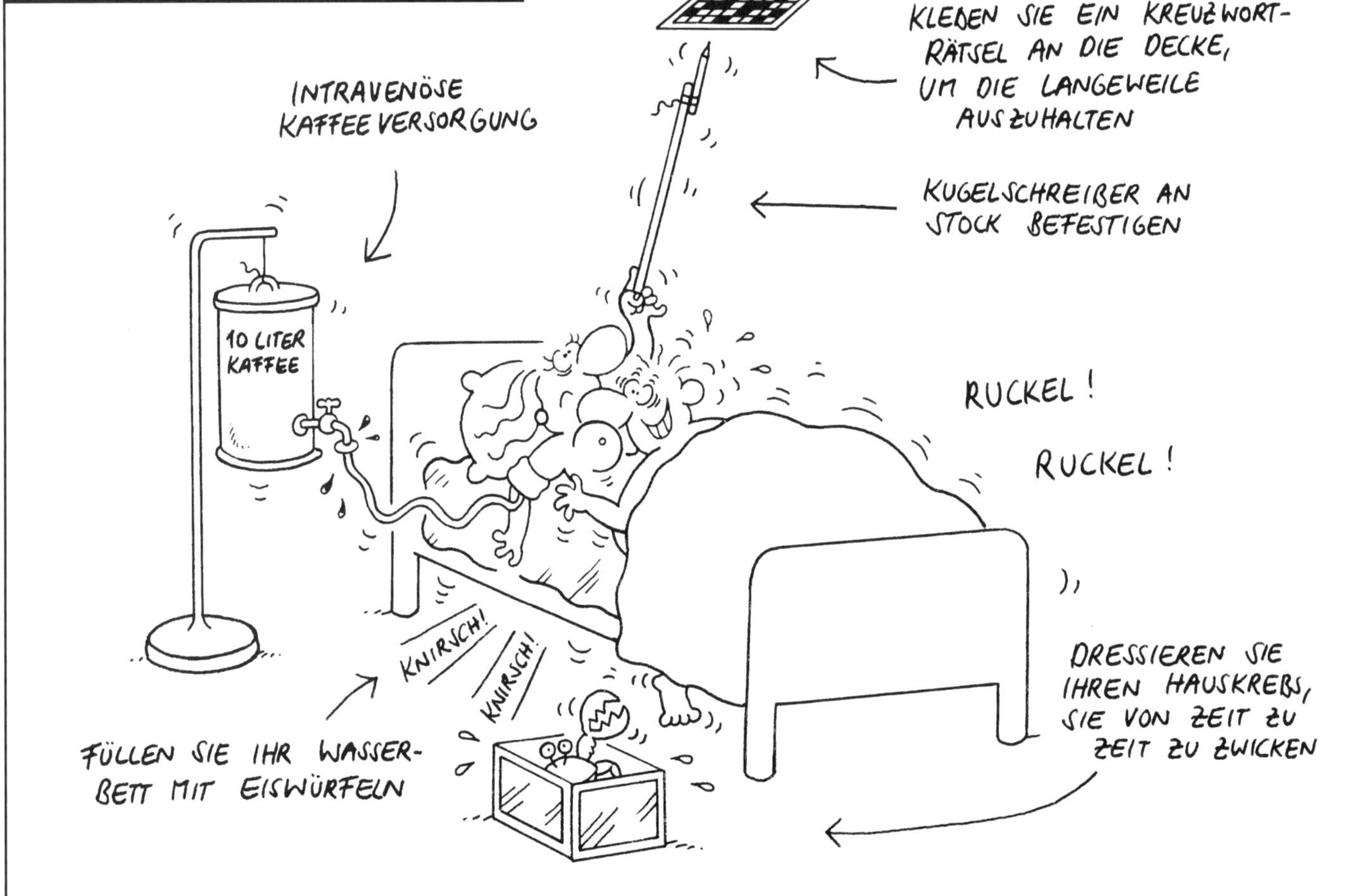
KLEBEN SIE EIN KREUZWORTRÄTSEL AN DIE DECKE, UM DIE LANGEWEILE AUSZUHALTEN
INTRAVENÖSE KAFFEEVERSORGUNG
KUGELSCHREIBER AN STOCK BEFESTIGEN
10 LITER KAFFEE
RUCKEL!
RUCKEL!
KNIRSCH!
KNIRSCH!
DRESSIEREN SIE IHREN HAUSKREBS, SIE VON ZEIT ZU ZEIT ZU ZWICKEN
FÜLLEN SIE IHR WASSERBETT MIT EISWÜRFELN

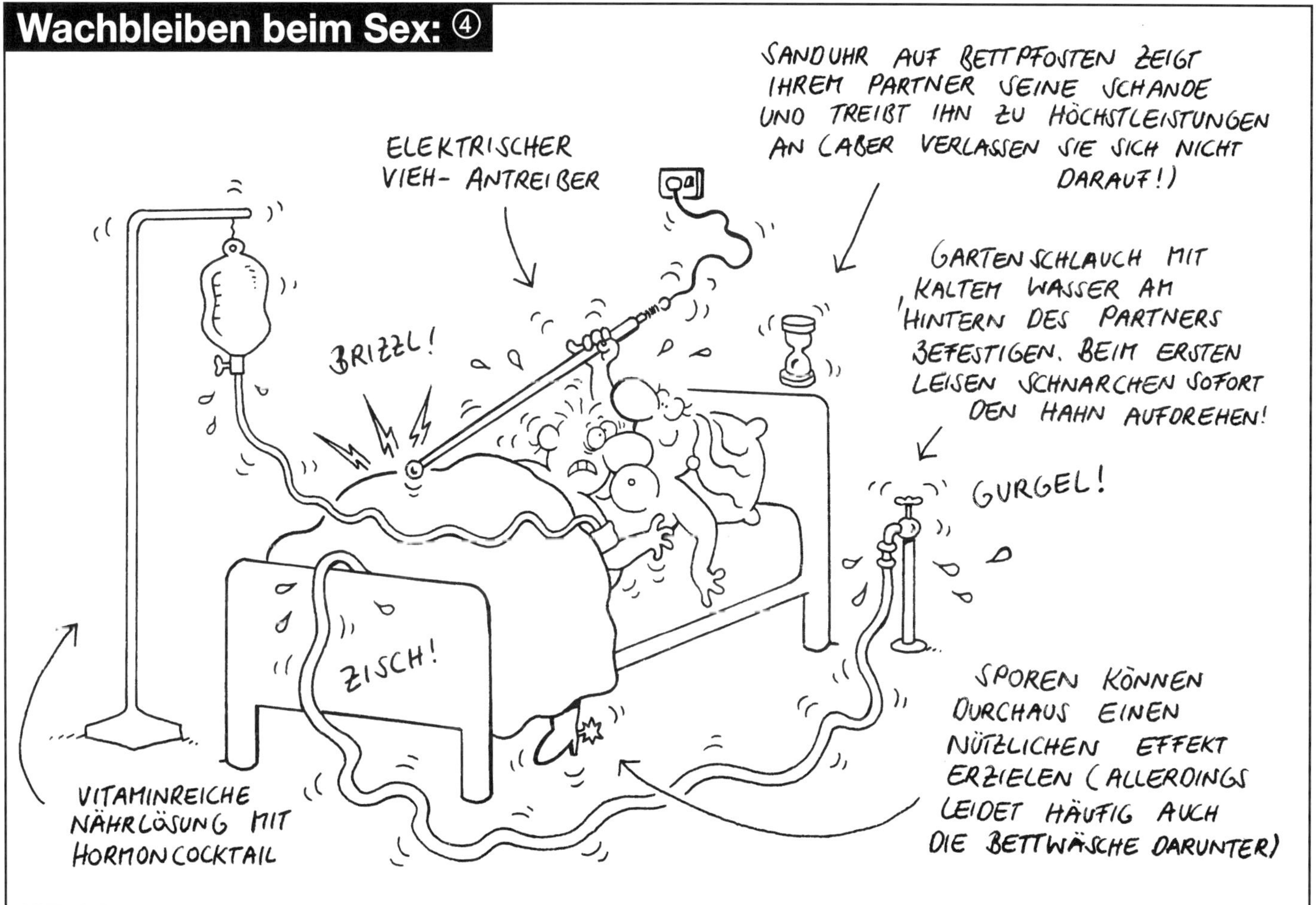

Wachbleiben beim Sex: ④
SANDUHR AUF BETTPFOSTEN ZEIGT IHREM PARTNER SEINE SCHANDE UND TREIBT IHN ZU HÖCHSTLEISTUNGEN AN (ABER VERLASSEN SIE SICH NICHT DARAUF!)
ELEKTRISCHER VIEH-ANTREIBER
BRIZZL!
GARTENSCHLAUCH MIT KALTEM WASSER AM HINTERN DES PARTNERS BEFESTIGEN. BEIM ERSTEN LEISEN SCHNARCHEN SOFORT DEN HAHN AUFDREHEN!
GURGEL!
ZISCH!
SPOREN KÖNNEN DURCHAUS EINEN NÜTZLICHEN EFFEKT ERZIELEN (ALLERDINGS LEIDET HÄUFIG AUCH DIE BETTWÄSCHE DARUNTER)
VITAMINREICHE NÄHRLÖSUNG MIT HORMONCOCKTAIL

Wie Sie mühelos multiple Orgasmen vortäuschen

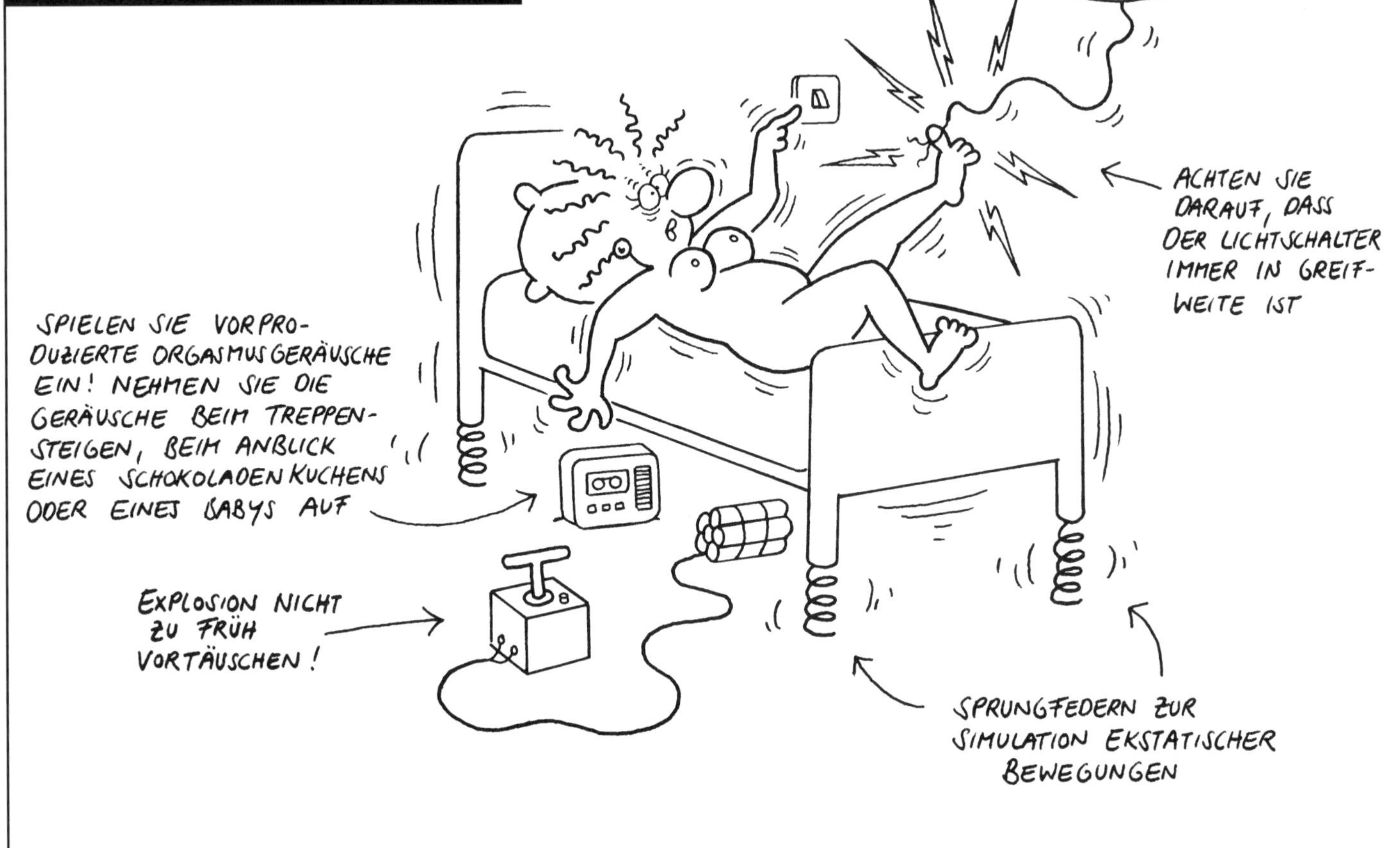

ACHTEN SIE DARAUF, DASS DER LICHTSCHALTER IMMER IN GREIFWEITE IST
SPIELEN SIE VORPRODUZIERTE ORGASMUSGERÄUSCHE EIN! NEHMEN SIE DIE GERÄUSCHE BEIM TREPPENSTEIGEN, BEIM ANBLICK EINES SCHOKOLADENKUCHENS ODER EINES BABYS AUF
EXPLOSION NICHT ZU FRÜH VORTÄUSCHEN!
SPRUNGFEDERN ZUR SIMULATION EKSTATISCHER BEWEGUNGEN

Vortäuschen einer bewundernswerten Erektion

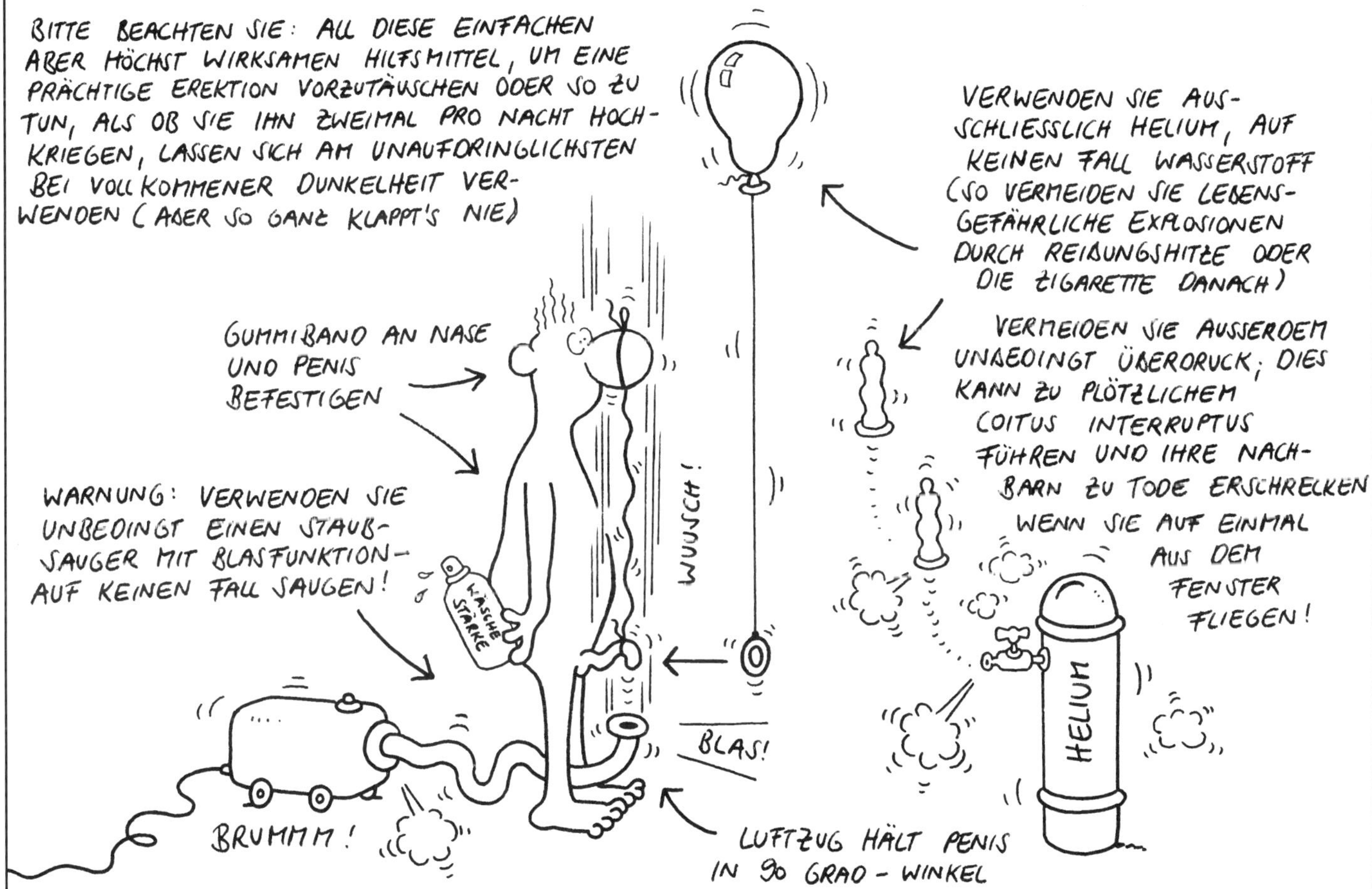

BITTE BEACHTEN SIE: ALL DIESE EINFACHEN ABER HÖCHST WIRKSAMEN HILFSMITTEL, UM EINE PRÄCHTIGE EREKTION VORZUTÄUSCHEN ODER SO ZU TUN, ALS OB SIE IHN ZWEIMAL PRO NACHT HOCHKRIEGEN, LASSEN SICH AM UNAUFDRINGLICHSTEN BEI VOLLKOMMENER DUNKELHEIT VERWENDEN (ABER SO GANZ KLAPPT'S NIE)
VERWENDEN SIE AUSSCHLIESSLICH HELIUM, AUF KEINEN FALL WASSERSTOFF (SO VERMEIDEN SIE LEBENSGEFÄHRLICHE EXPLOSIONEN DURCH REIBUNGSHITZE ODER DIE ZIGARETTE DANACH)
GUMMIBAND AN NASE UND PENIS BEFESTIGEN
VERMEIDEN SIE AUSSERDEM UNBEDINGT ÜBERDRUCK; DIES KANN ZU PLÖTZLICHEM COITUS INTERRUPTUS FÜHREN UND IHRE NACHBARN ZU TODE ERSCHRECKEN WENN SIE AUF EINMAL AUS DEM FENSTER FLIEGEN!
WARNUNG: VERWENDEN SIE UNBEDINGT EINEN STAUBSAUGER MIT BLASFUNKTION - AUF KEINEN FALL SAUGEN!
WÄSCHE STÄRKE
WUUSCH!
BLAS!
HELIUM
BRUMMM!
LUFTZUG HÄLT PENIS IN 90 GRAD-WINKEL

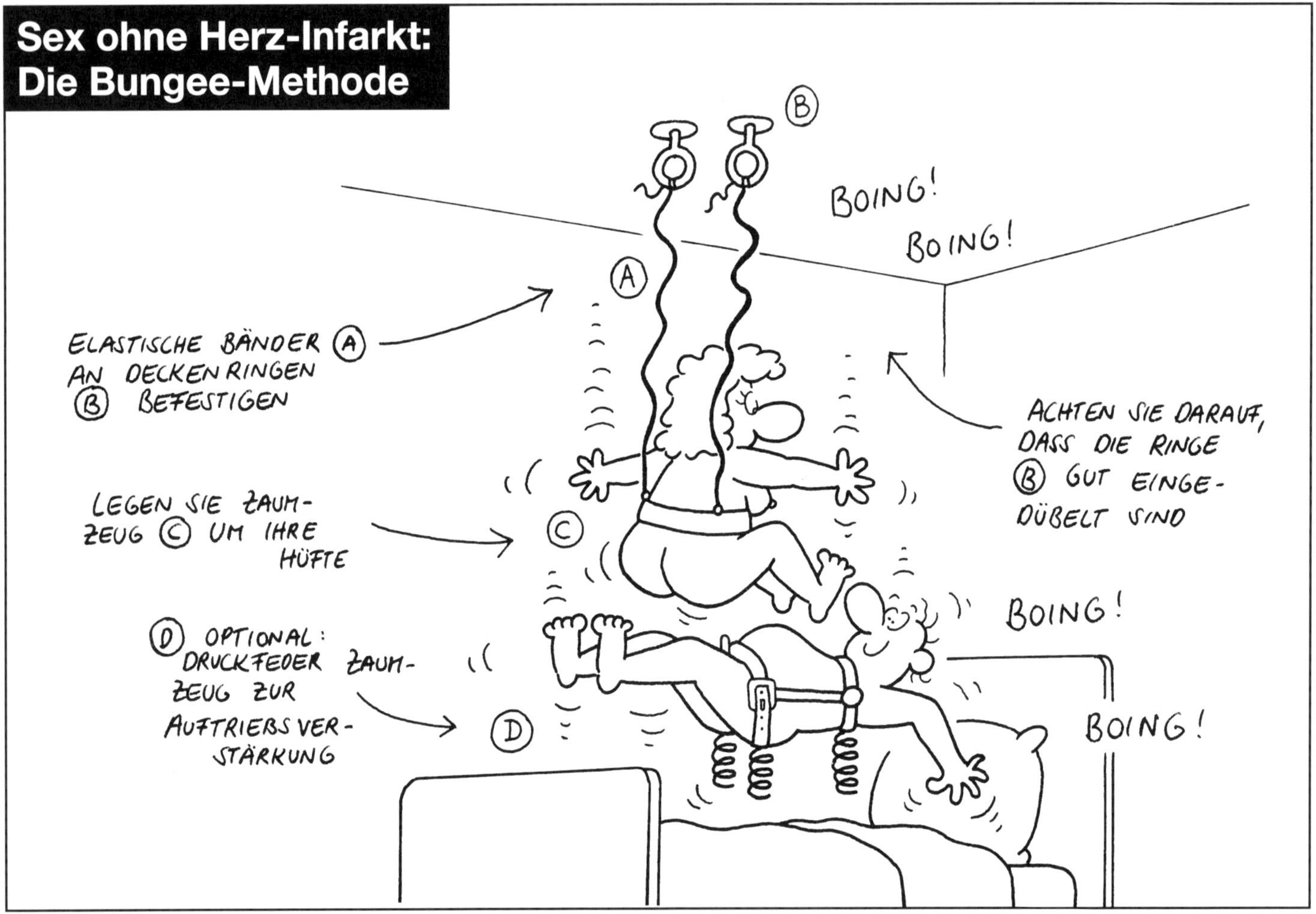
Sex ohne Herz-Infarkt:
Die Bungee-Methode
BOING!
BOING!
ELASTISCHE BÄNDER (A) AN DECKENRINGEN (B) BEFESTIGEN
ACHTEN SIE DARAUF, DASS DIE RINGE (B) GUT EINGEDÜBELT SIND
LEGEN SIE ZAUMZEUG (C) UM IHRE HÜFTE
(D) OPTIONAL: DRUCKFEDER ZAUMZEUG ZUR AUFTRIEBSVERSTÄRKUNG
BOING!
BOING!
(A)
(B)
(C)
(D)

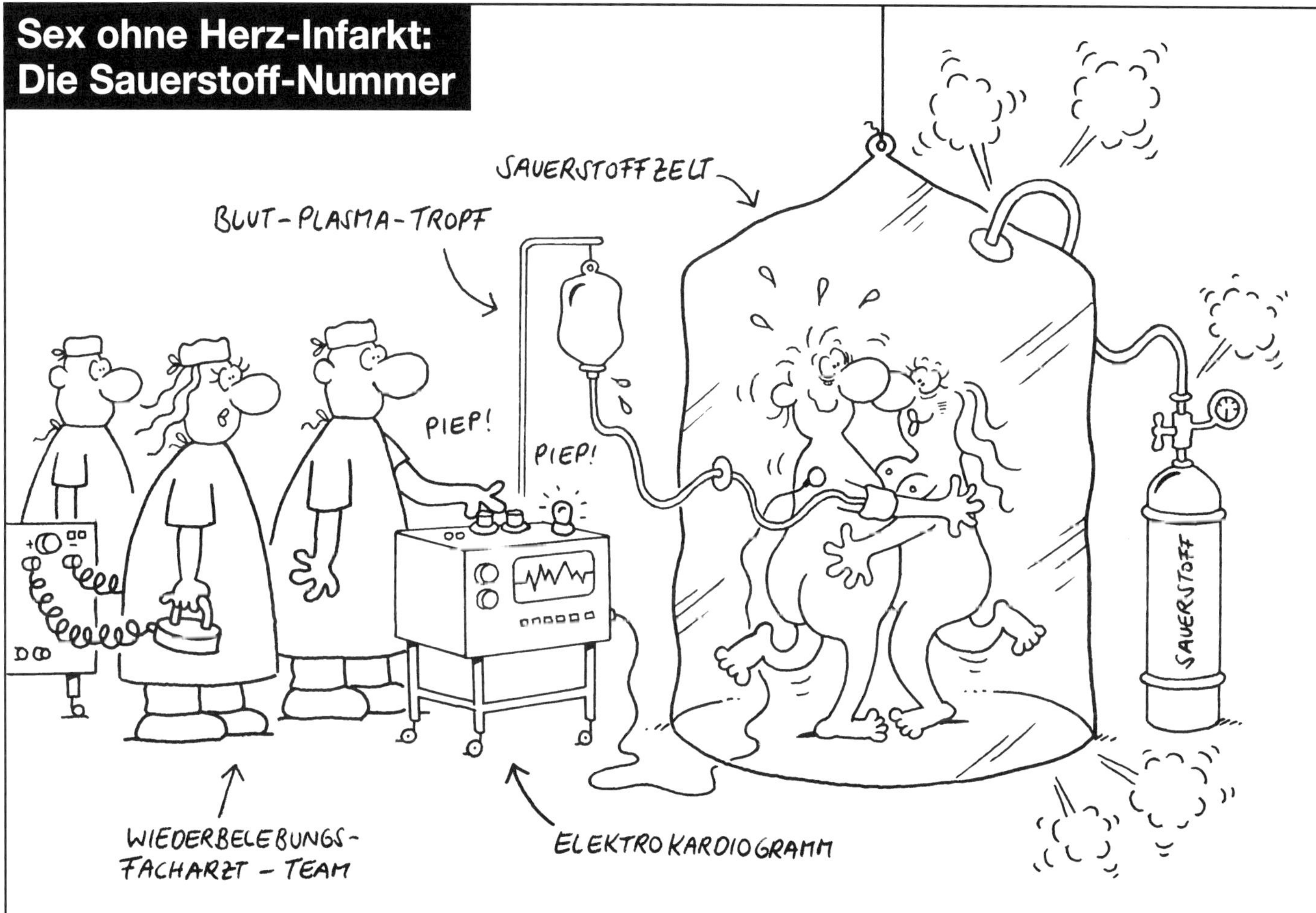
Sex ohne Herz-Infarkt:
Die Sauerstoff-Nummer
SAUERSTOFFZELT
BLUT-PLASMA-TROPF
PIEP!
PIEP!
SAUERSTOFF
WIEDERBELEBUNGS-FACHARZT-TEAM
ELEKTROKARDIOGRAMM

Dem Geburtstag gewachsen sein

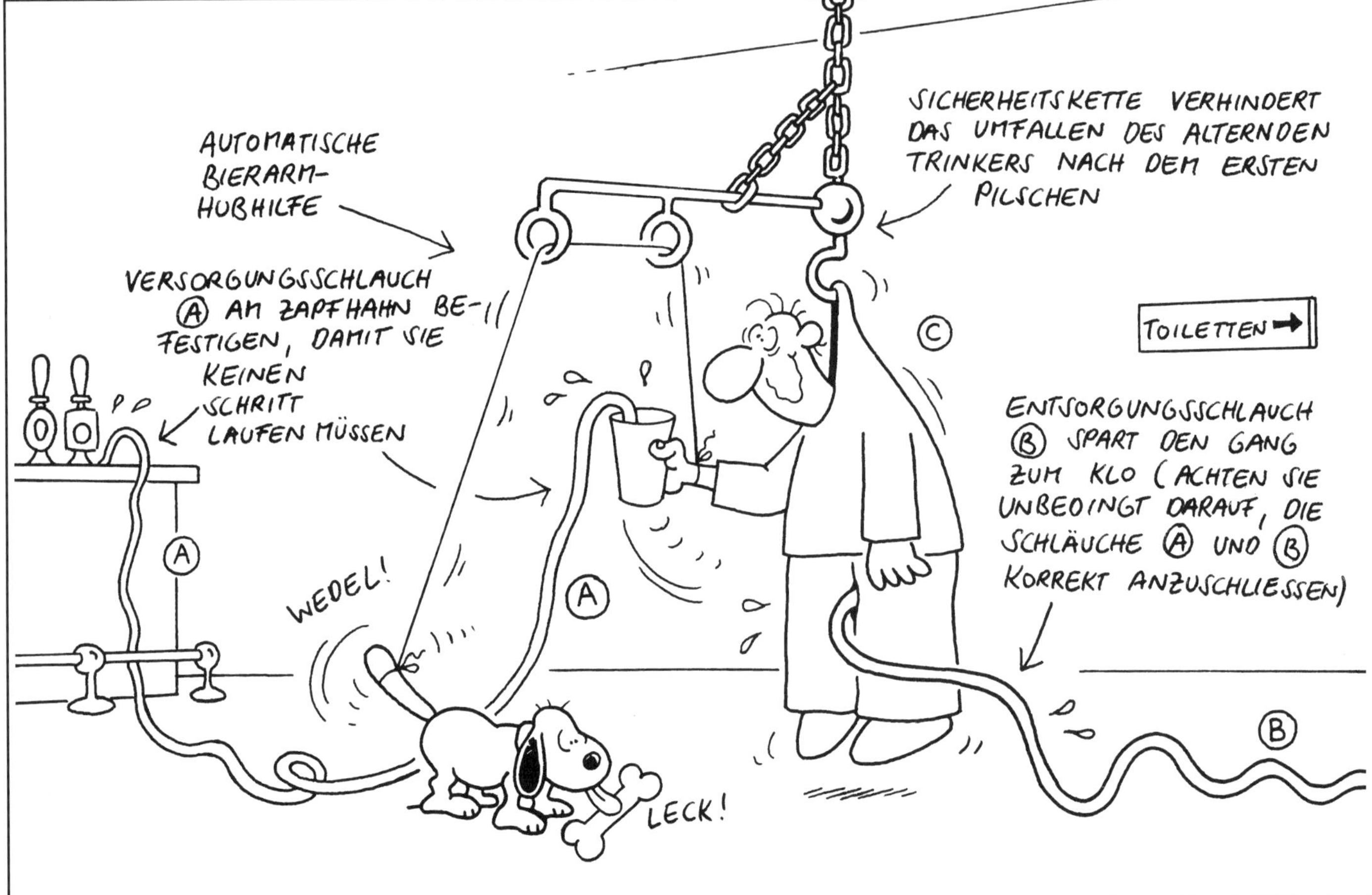
AUTOMATISCHE BIERARM-HUBHILFE
SICHERHEITSKETTE VERHINDERT DAS UMFALLEN DES ALTERNDEN TRINKERS NACH DEM ERSTEN PILSCHEN
VERSORGUNGSSCHLAUCH Ⓐ AM ZAPFHAHN BEFESTIGEN, DAMIT SIE KEINEN SCHRITT LAUFEN MÜSSEN
TOILETTEN ➡
ENTSORGUNGSSCHLAUCH Ⓑ SPART DEN GANG ZUM KLO (ACHTEN SIE UNBEDINGT DARAUF, DIE SCHLÄUCHE Ⓐ UND Ⓑ KORREKT ANZUSCHLIESSEN)
Ⓒ
Ⓐ
Ⓐ
Ⓑ
WEDEL!
LECK!

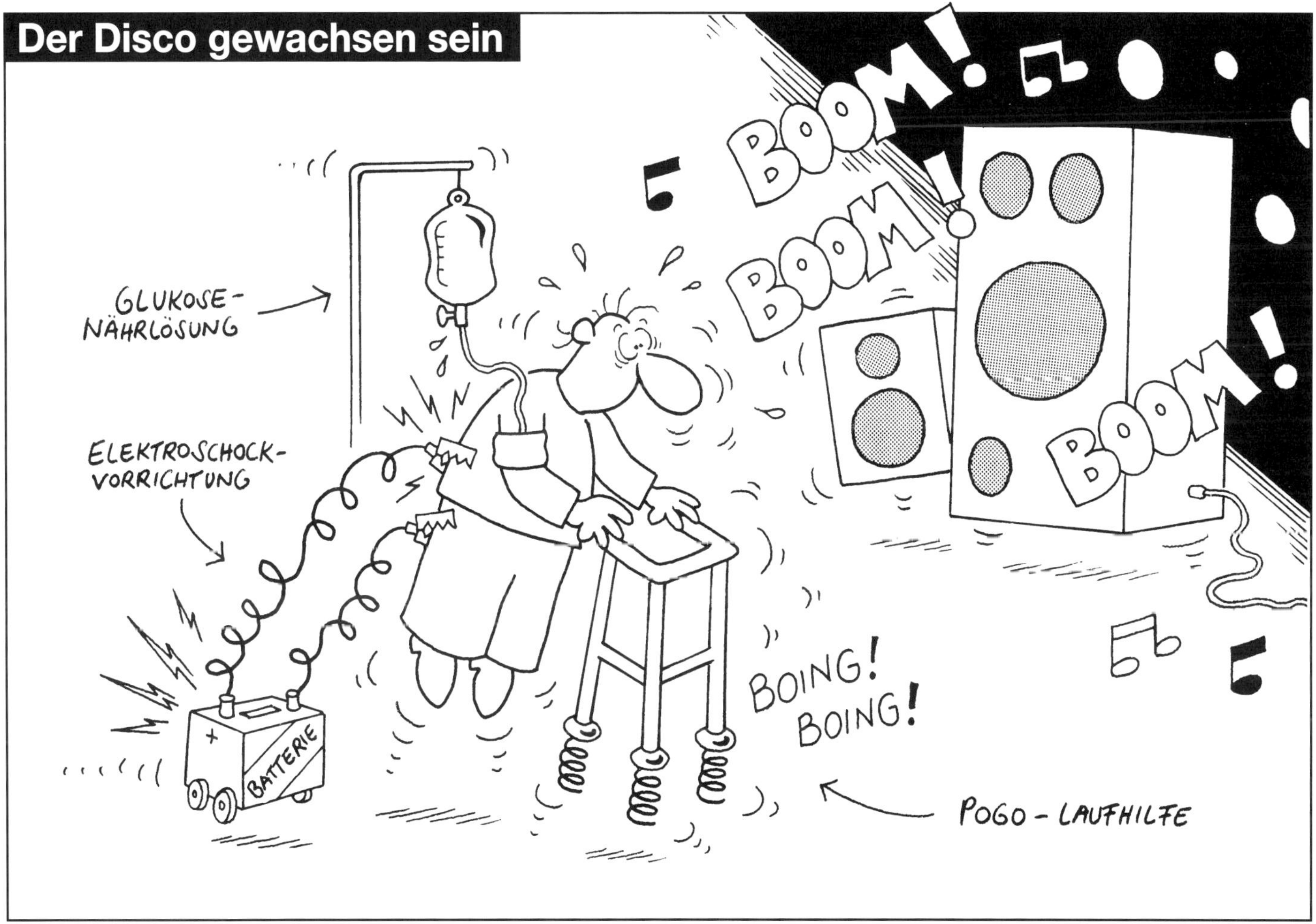
Der Disco gewachsen sein
GLUKOSE-
NÄHRLÖSUNG
ELEKTROSCHOCK-
VORRICHTUNG
BATTERIE
BOOM!
BOOM!
BOOM!
BOING!
BOING!
POGO-LAUFHILFE

Der Geburtstagsparty gewachsen sein:
① Der kleine Imbiss

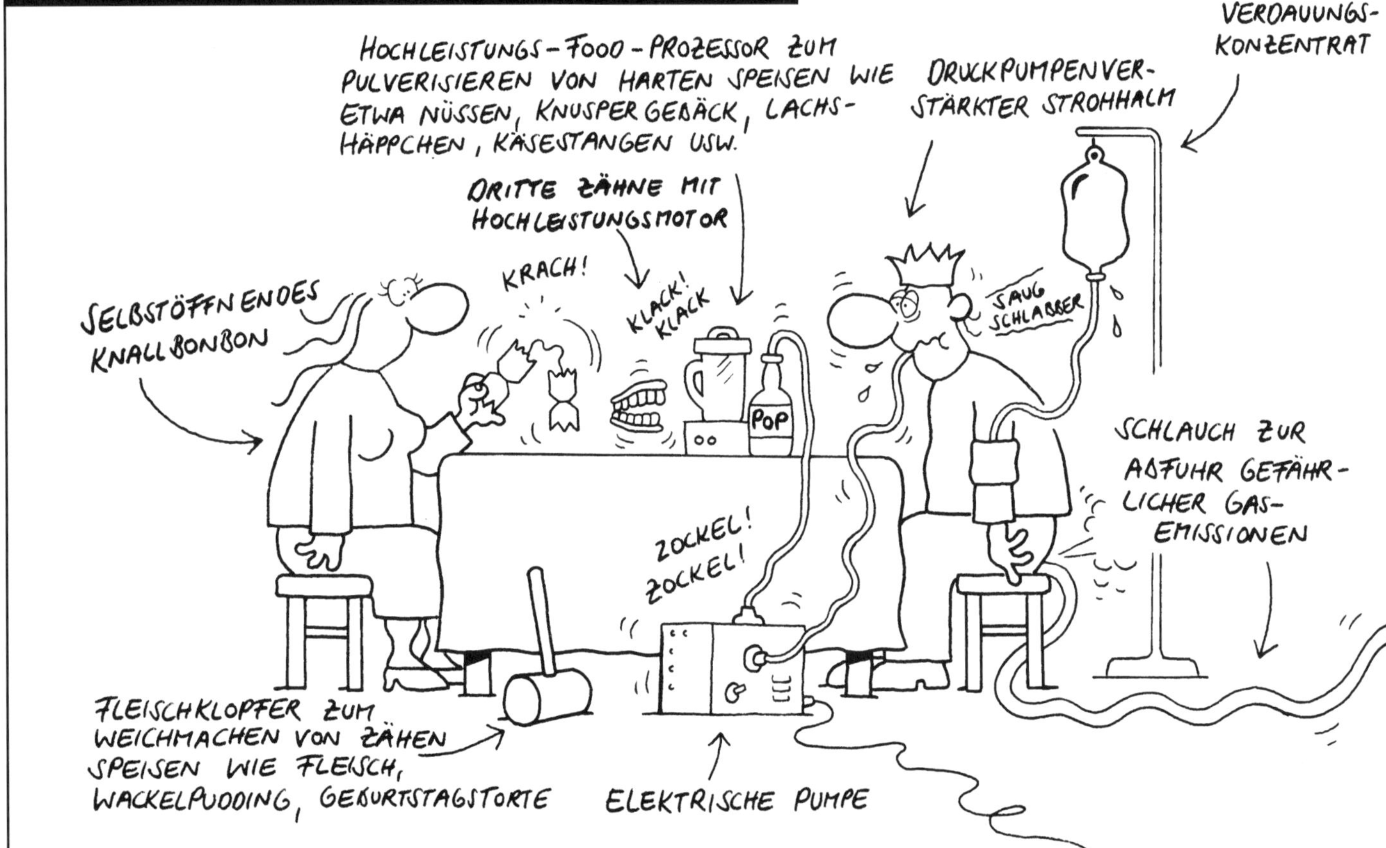

HOCHLEISTUNGS-FOOD-PROZESSOR ZUM PULVERISIEREN VON HARTEN SPEISEN WIE ETWA NÜSSEN, KNUSPERGEBÄCK, LACHS-HÄPPCHEN, KÄSESTANGEN USW.
DRUCKPUMPENVERSTÄRKTER STROHHALM
VERDAUUNGS-KONZENTRAT
DRITTE ZÄHNE MIT HOCHLEISTUNGSMOTOR
KRACH!
KLACK! KLACK
SELBSTÖFFNENDES KNALLBONBON
SAUG SCHLABBER
POP
SCHLAUCH ZUR ABFUHR GEFÄHRLICHER GAS-EMISSIONEN
ZOCKEL! ZOCKEL!
FLEISCHKLOPFER ZUM WEICHMACHEN VON ZÄHEN SPEISEN WIE FLEISCH, WACKELPUDDING, GEBURTSTAGSTORTE
ELEKTRISCHE PUMPE

Der Geburtstagsparty gewachsen sein:
② Gefahrlos Knutschen auch im hohen Alter

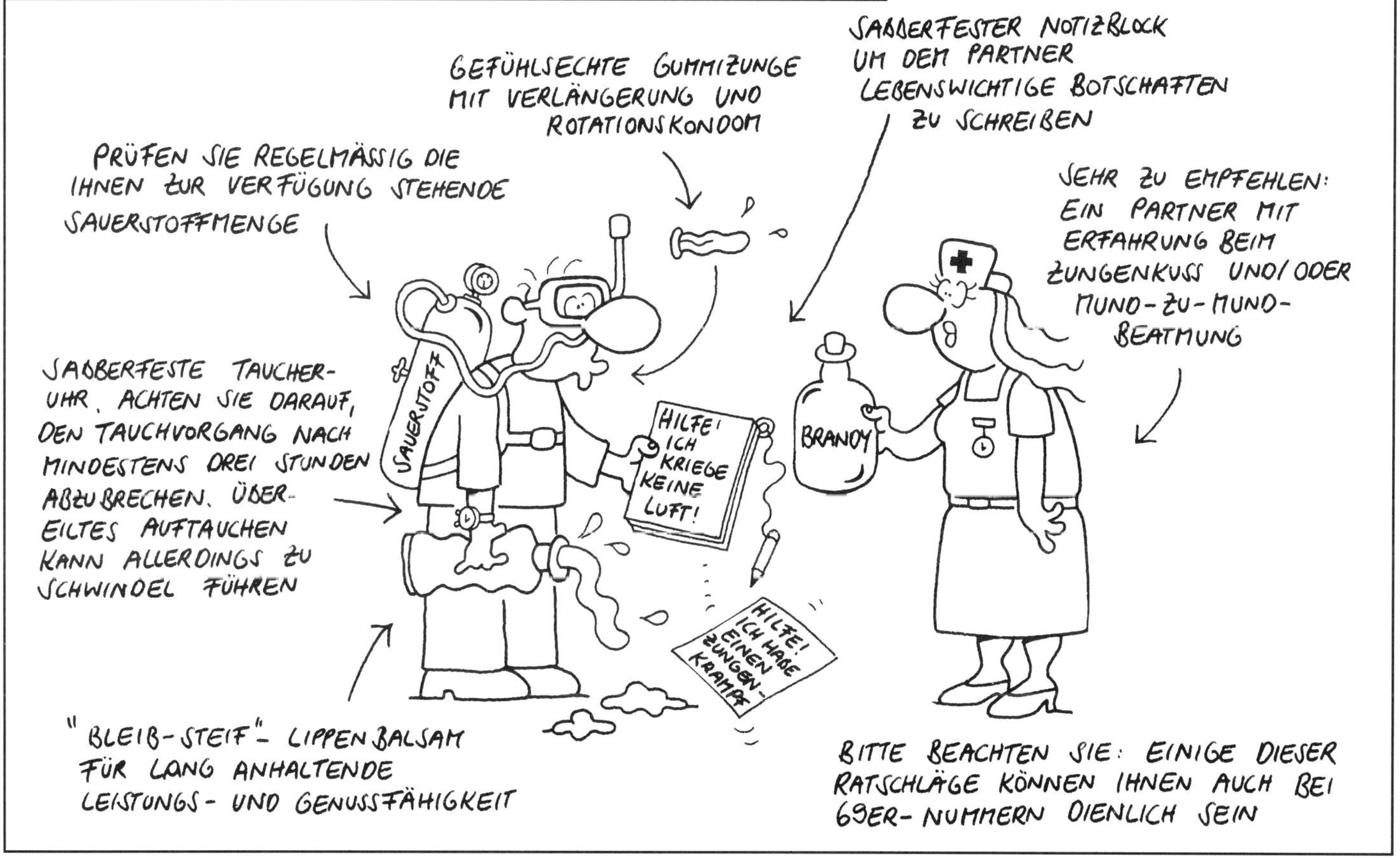
GEFÜHLSECHTE GUMMIZUNGE MIT VERLÄNGERUNG UND ROTATIONSKONDOM
SABBERFESTER NOTIZBLOCK UM DEM PARTNER LEBENSWICHTIGE BOTSCHAFTEN ZU SCHREIBEN
PRÜFEN SIE REGELMÄSSIG DIE IHNEN ZUR VERFÜGUNG STEHENDE SAUERSTOFFMENGE
SEHR ZU EMPFEHLEN: EIN PARTNER MIT ERFAHRUNG BEIM ZUNGENKUSS UND/ODER MUND-ZU-MUND-BEATMUNG
SABBERFESTE TAUCHER-UHR. ACHTEN SIE DARAUF, DEN TAUCHVORGANG NACH MINDESTENS DREI STUNDEN ABZUBRECHEN. ÜBER-EILTES AUFTAUCHEN KANN ALLERDINGS ZU SCHWINDEL FÜHREN
SAUERSTOFF
HILFE! ICH KRIEGE KEINE LUFT!
BRANDY
HILFE! ICH HABE EINEN ZUNGEN-KRAMPF
"BLEIB-STEIF"- LIPPENBALSAM FÜR LANG ANHALTENDE LEISTUNGS- UND GENUSSFÄHIGKEIT
BITTE BEACHTEN SIE: EINIGE DIESER RATSCHLÄGE KÖNNEN IHNEN AUCH BEI 69ER-NUMMERN DIENLICH SEIN

Der Geburtstagsparty gewachsen sein:
③ Nach den guten alten Beatles-Scheiben tanzen

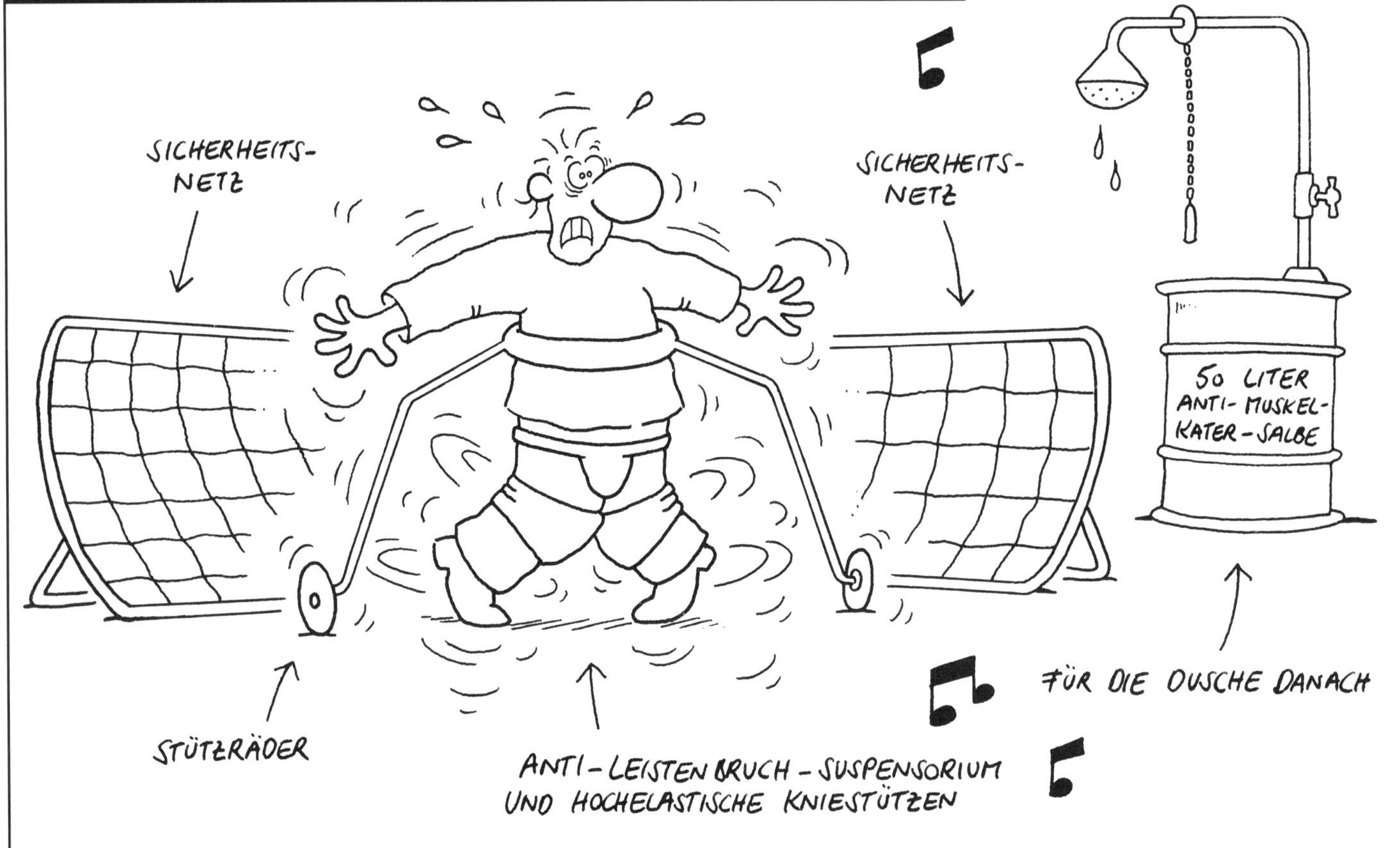
SICHERHEITS-
NETZ
SICHERHEITS-
NETZ
50 LITER
ANTI-MUSKEL-
KATER-SALBE
FÜR DIE DUSCHE DANACH
STÜTZRÄDER
ANTI-LEISTENBRUCH-SUSPENSORIUM
UND HOCHELASTISCHE KNIESTÜTZEN

Der Geburtstagsparty gewachsen sein:
④ Der Kater danach

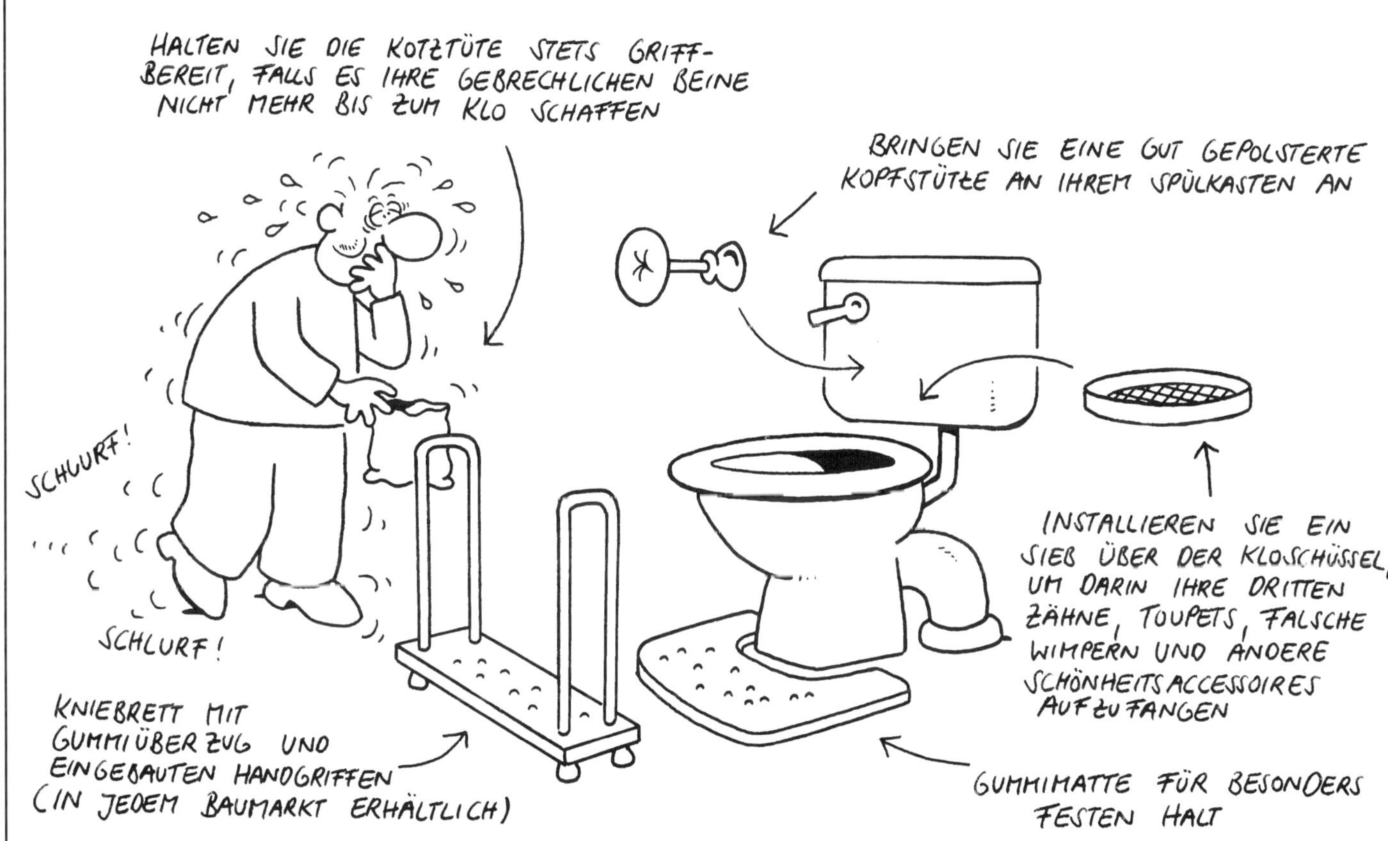

HALTEN SIE DIE KOTZTÜTE STETS GRIFF-BEREIT, FALLS ES IHRE GEBRECHLICHEN BEINE NICHT MEHR BIS ZUM KLO SCHAFFEN
BRINGEN SIE EINE GUT GEPOLSTERTE KOPFSTÜTZE AN IHREM SPÜLKASTEN AN
SCHLURF!
SCHLURF!
INSTALLIEREN SIE EIN SIEB ÜBER DER KLOSCHÜSSEL, UM DARIN IHRE DRITTEN ZÄHNE, TOUPETS, FALSCHE WIMPERN UND ANDERE SCHÖNHEITSACCESSOIRES AUFZUFANGEN
KNIEBRETT MIT GUMMIÜBERZUG UND EINGEBAUTEN HANDGRIFFEN (IN JEDEM BAUMARKT ERHÄLTLICH)
GUMMIMATTE FÜR BESONDERS FESTEN HALT

Wie Sie kahle Stellen vermeiden

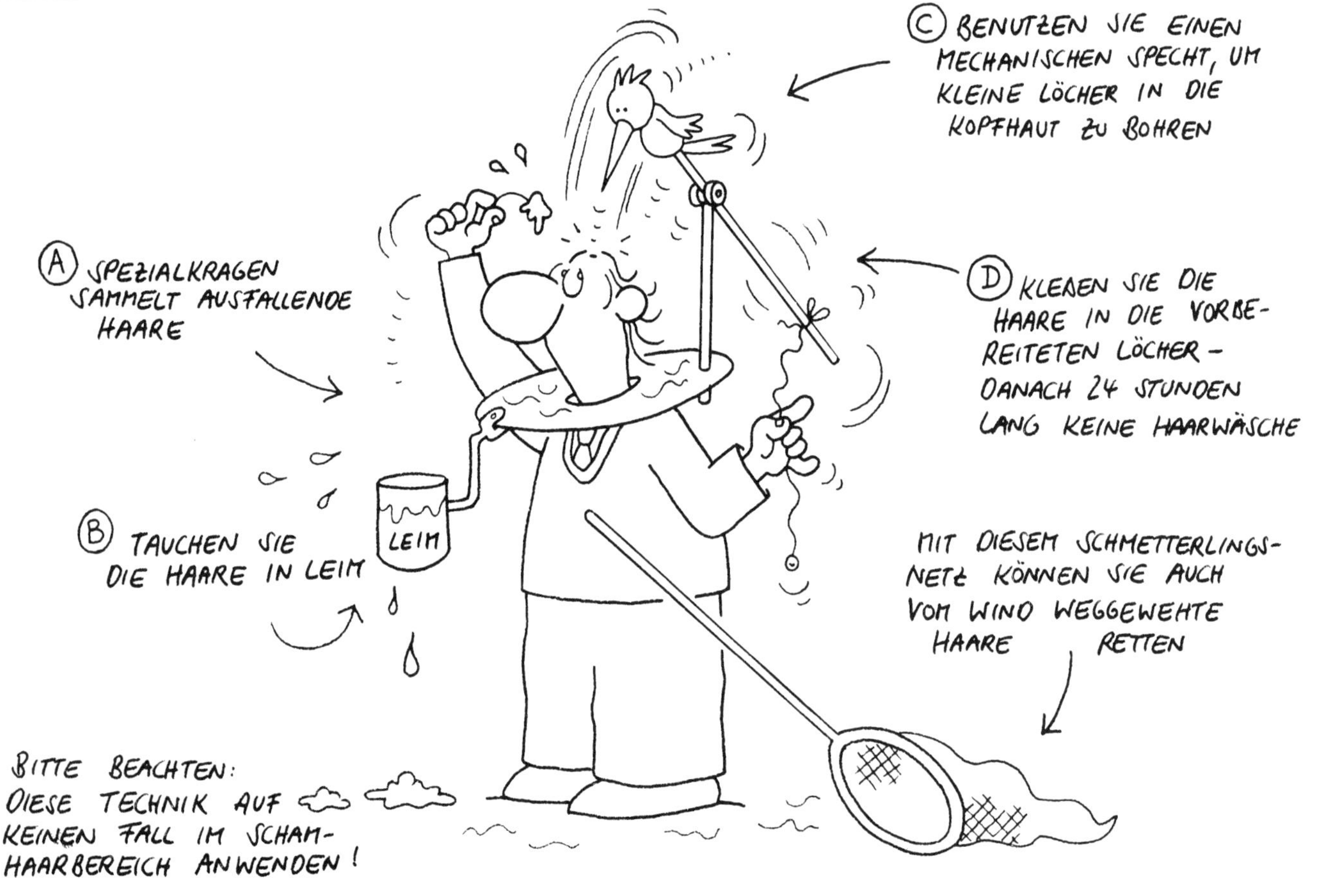
C BENUTZEN SIE EINEN MECHANISCHEN SPECHT, UM KLEINE LÖCHER IN DIE KOPFHAUT ZU BOHREN
A SPEZIALKRAGEN SAMMELT AUSFALLENDE HAARE
D KLEBEN SIE DIE HAARE IN DIE VORBEREITETEN LÖCHER – DANACH 24 STUNDEN LANG KEINE HAARWÄSCHE
LEIM
B TAUCHEN SIE DIE HAARE IN LEIM
MIT DIESEM SCHMETTERLINGSNETZ KÖNNEN SIE AUCH VOM WIND WEGGEWEHTE HAARE RETTEN
BITTE BEACHTEN: DIESE TECHNIK AUF KEINEN FALL IM SCHAMHAARBEREICH ANWENDEN!

Wie Sie graue Haare vermeiden

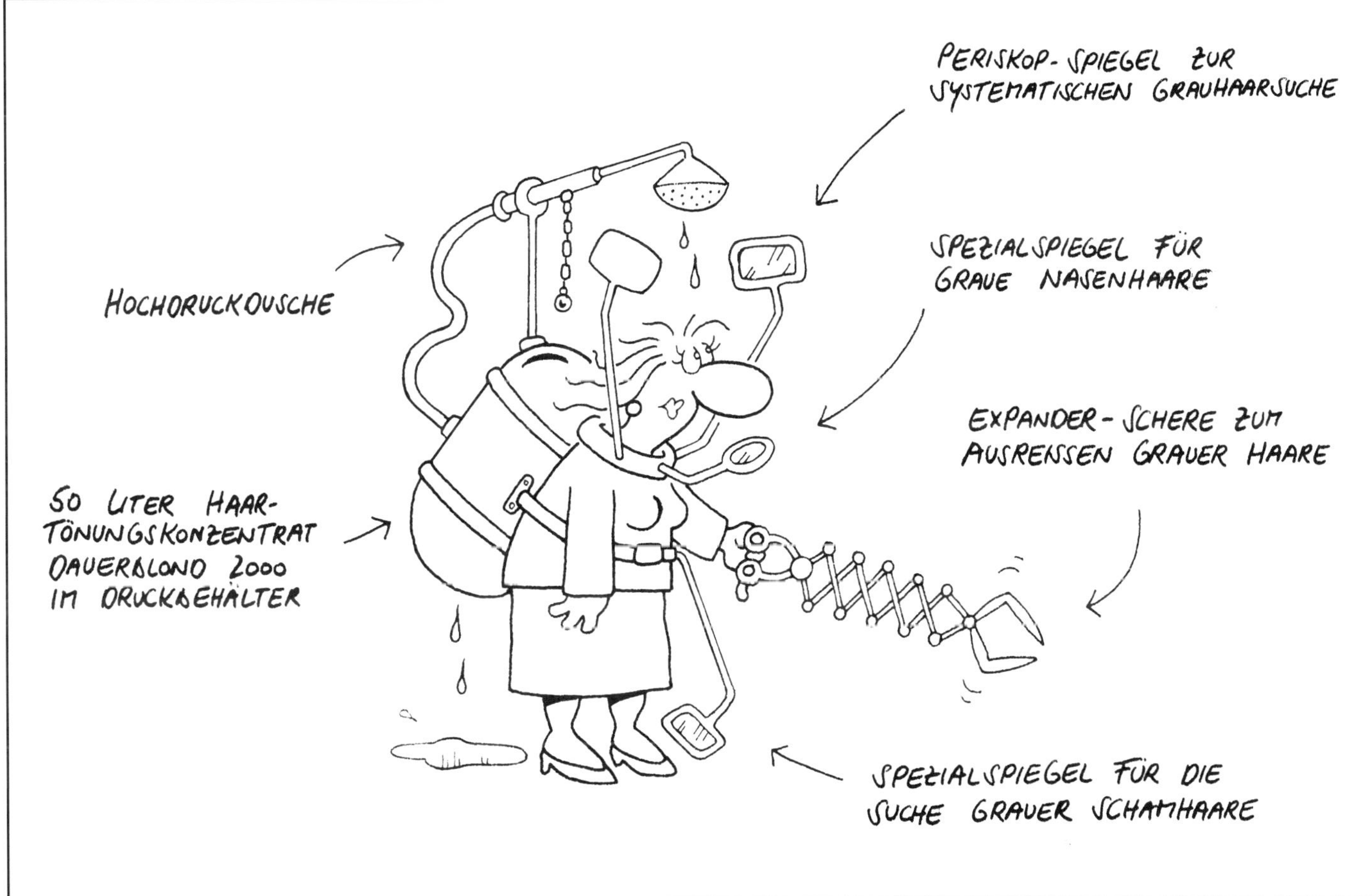

PERISKOP-SPIEGEL ZUR SYSTEMATISCHEN GRAUHAARSUCHE
HOCHDRUCKDUSCHE
SPEZIALSPIEGEL FÜR GRAUE NASENHAARE
EXPANDER-SCHERE ZUM AUSREISSEN GRAUER HAARE
50 LITER HAAR-TÖNUNGSKONZENTRAT DAUERBLOND 2000 IM DRUCKBEHÄLTER
SPEZIALSPIEGEL FÜR DIE SUCHE GRAUER SCHAMHAARE

Wie Sie Falten vermeiden

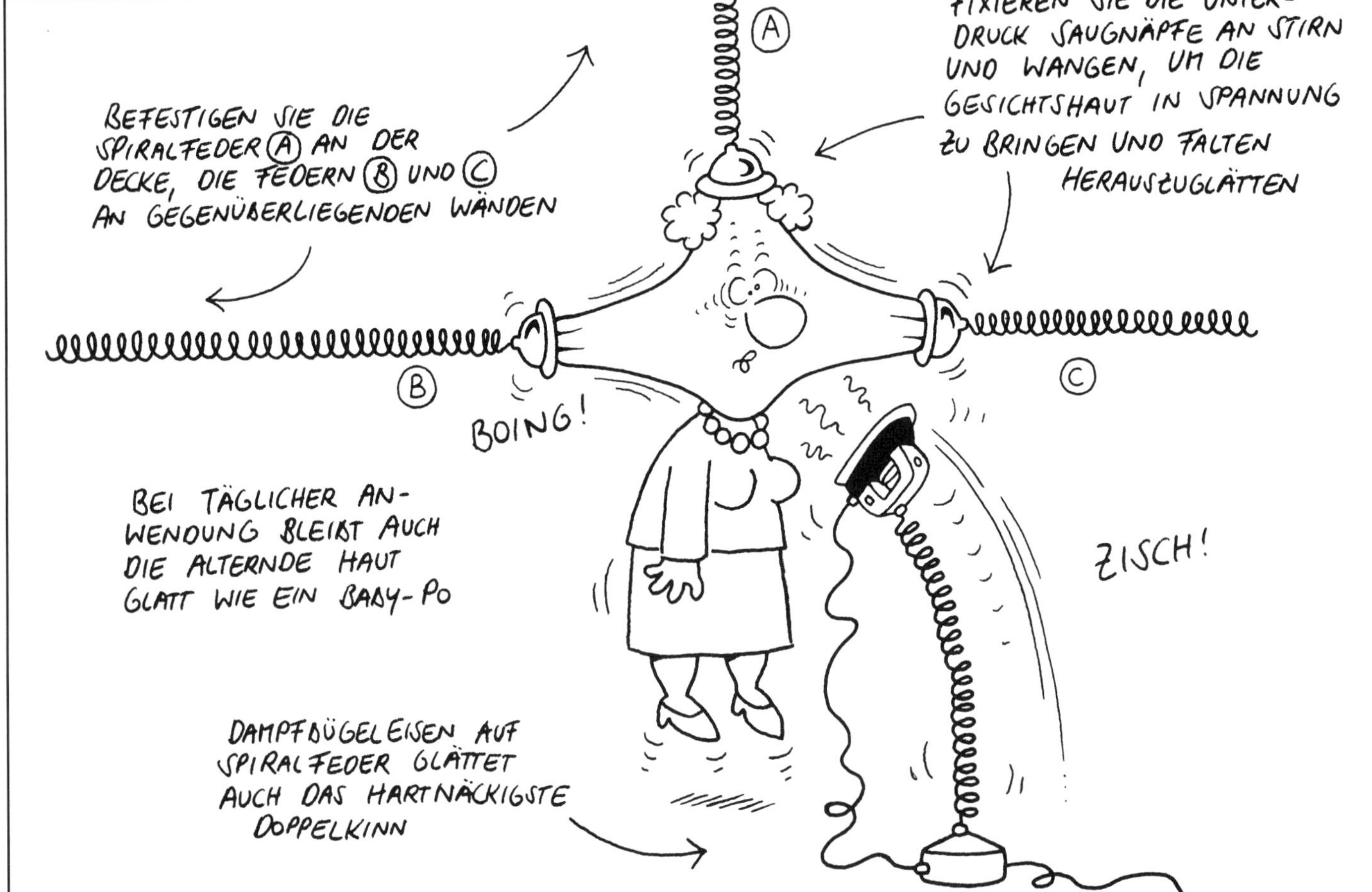
BEFESTIGEN SIE DIE SPIRALFEDER (A) AN DER DECKE, DIE FEDERN (B) UND (C) AN GEGENÜBERLIEGENDEN WÄNDEN
FIXIEREN SIE DIE UNTER-DRUCK SAUGNÄPFE AN STIRN UND WANGEN, UM DIE GESICHTSHAUT IN SPANNUNG ZU BRINGEN UND FALTEN HERAUSZUGLÄTTEN
A
B
C
BOING!
ZISCH!
BEI TÄGLICHER AN-WENDUNG BLEIBT AUCH DIE ALTERNDE HAUT GLATT WIE EIN BABY-PO
DAMPFBÜGELEISEN AUF SPIRALFEDER GLÄTTET AUCH DAS HARTNÄCKIGSTE DOPPELKINN

Gesund leben im hohen Alter

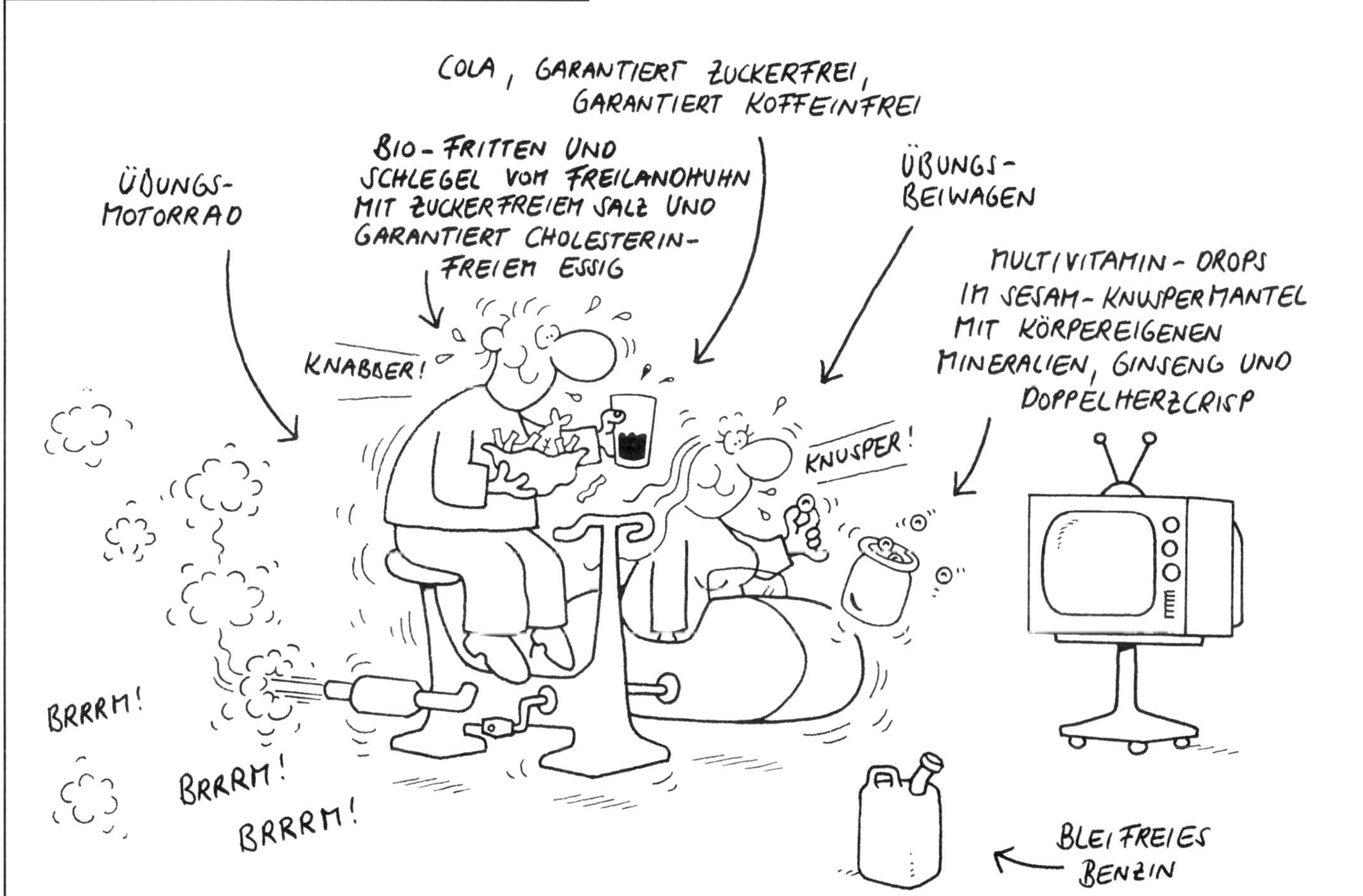

COLA, GARANTIERT ZUCKERFREI, GARANTIERT KOFFEINFREI
BIO-FRITTEN UND SCHLEGEL VOM FREILANDHUHN MIT ZUCKERFREIEM SALZ UND GARANTIERT CHOLESTERIN-FREIEM ESSIG
ÜBUNGS-MOTORRAD
ÜBUNGS-BEIWAGEN
MULTIVITAMIN-DROPS IM SESAM-KNUSPERMANTEL MIT KÖRPEREIGENEN MINERALIEN, GINSENG UND DOPPELHERZCRISP
KNABBER!
KNUSPER!
BRRRM!
BRRRM!
BRRRM!
BLEIFREIES BENZIN

Sex-Tips für Greise: ①

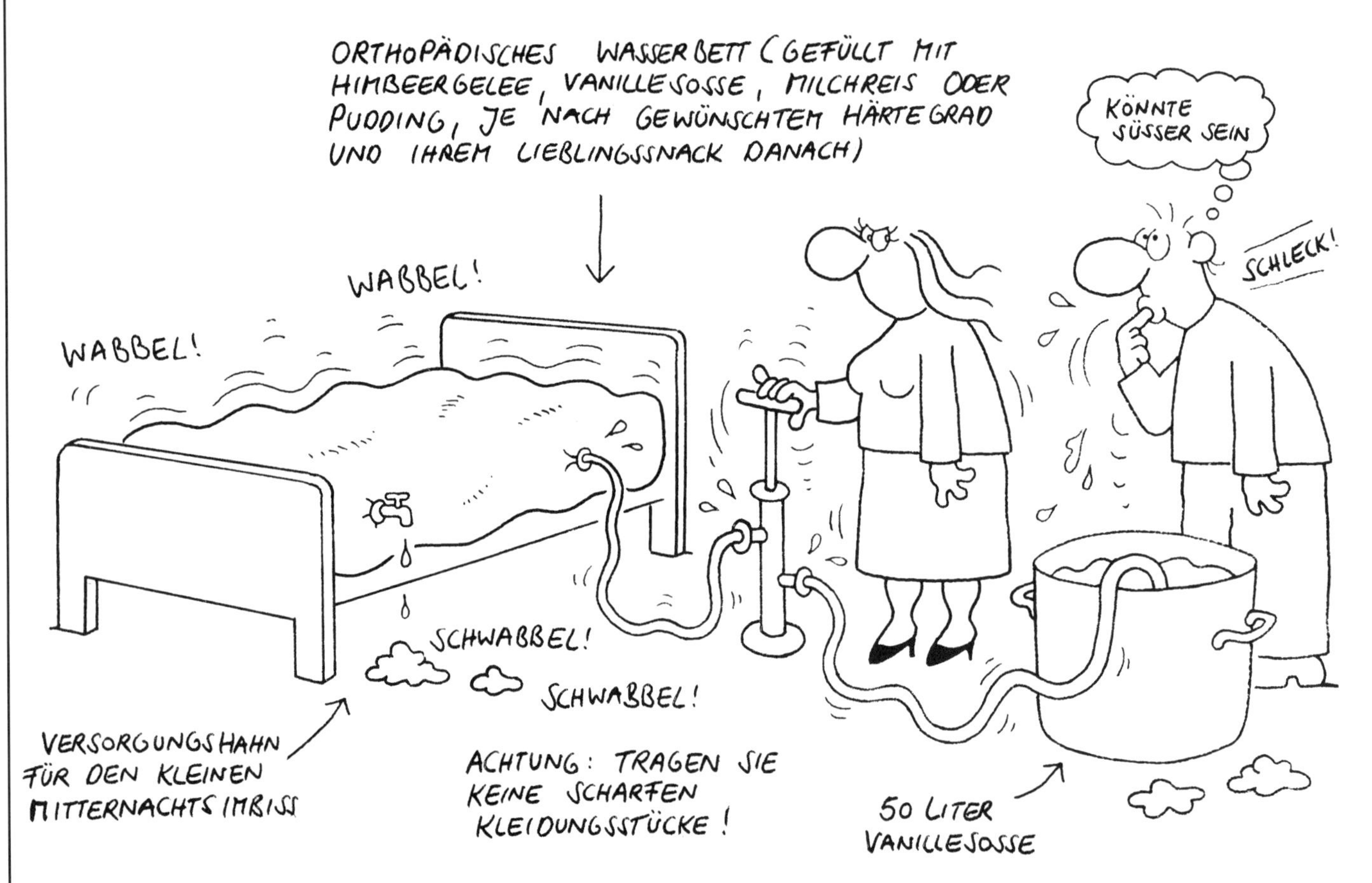
ORTHOPÄDISCHES WASSERBETT (GEFÜLLT MIT HIMBEERGELEE, VANILLESOSSE, MILCHREIS ODER PUDDING, JE NACH GEWÜNSCHTEM HÄRTEGRAD UND IHREM LIEBLINGSSNACK DANACH)
KÖNNTE SÜSSER SEIN
SCHLECK!
WABBEL!
WABBEL!
SCHWABBEL!
SCHWABBEL!
VERSORGUNGSHAHN FÜR DEN KLEINEN MITTERNACHTSIMBISS
ACHTUNG: TRAGEN SIE KEINE SCHARFEN KLEIDUNGSSTÜCKE!
50 LITER VANILLESOSSE

Sex-Tips für Greise: ②

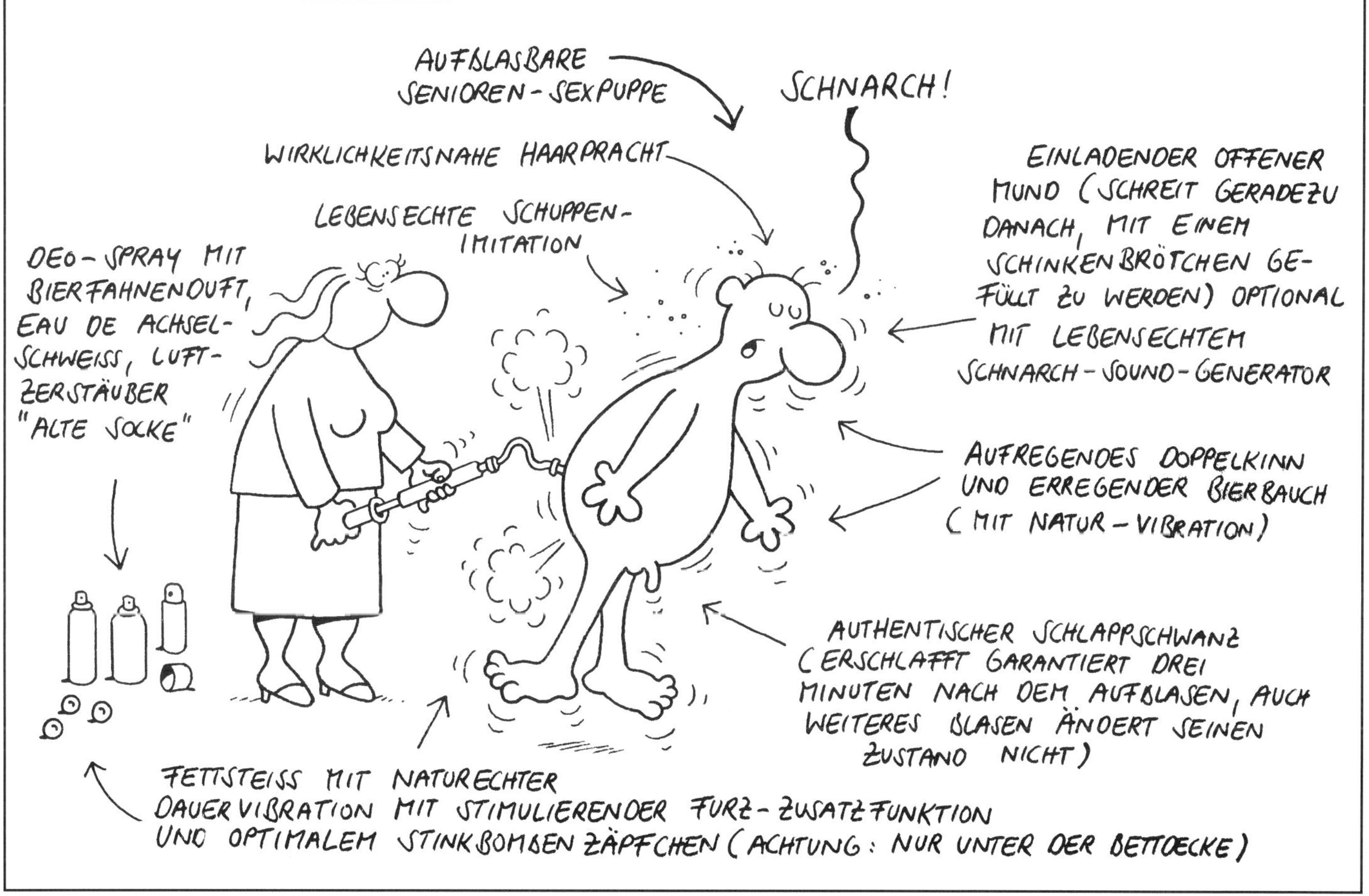
AUFBLASBARE SENIOREN-SEXPUPPE
SCHNARCH!
WIRKLICHKEITSNAHE HAARPRACHT
LEBENSECHTE SCHUPPEN-IMITATION
DEO-SPRAY MIT BIERFAHNENDUFT, EAU DE ACHSEL-SCHWEISS, LUFT-ZERSTÄUBER "ALTE SOCKE"
EINLADENDER OFFENER MUND (SCHREIT GERADEZU DANACH, MIT EINEM SCHINKENBRÖTCHEN GEFÜLLT ZU WERDEN) OPTIONAL MIT LEBENSECHTEM SCHNARCH-SOUND-GENERATOR
AUFREGENDES DOPPELKINN UND ERREGENDER BIERBAUCH (MIT NATUR-VIBRATION)
AUTHENTISCHER SCHLAPPSCHWANZ (ERSCHLAFFT GARANTIERT DREI MINUTEN NACH DEM AUFBLASEN, AUCH WEITERES BLASEN ÄNDERT SEINEN ZUSTAND NICHT)
FETTSTEISS MIT NATURECHTER DAUERVIBRATION MIT STIMULIERENDER FURZ-ZUSATZFUNKTION UND OPTIMALEM STINKBOMBEN ZÄPFCHEN (ACHTUNG: NUR UNTER DER BETTDECKE)

Sex-Tips für Greise: ③ Hilfsmittel für Frauen

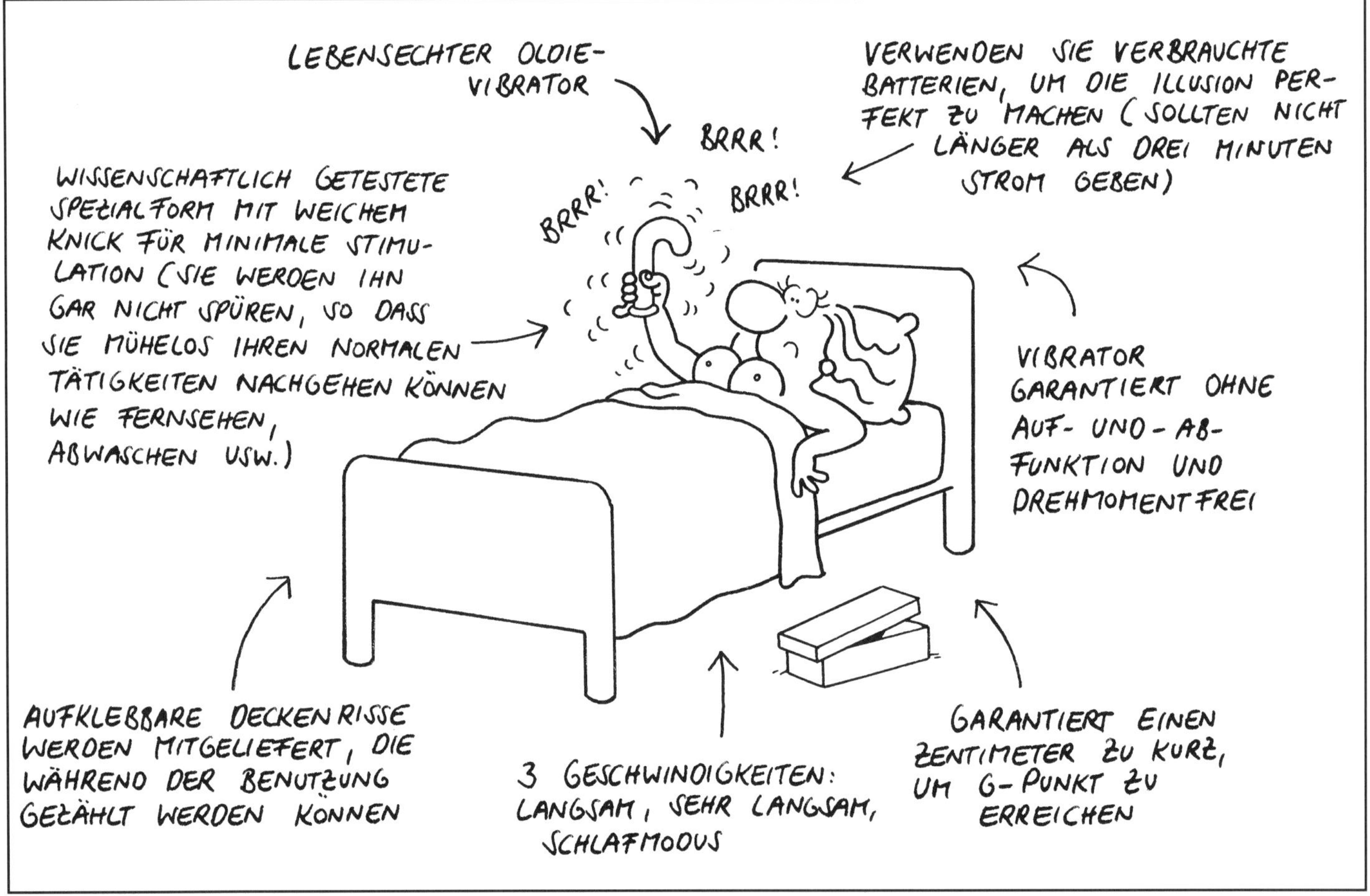
LEBENSECHTER OLDIE-VIBRATOR
BRRR!
BRRR!
BRRR!
VERWENDEN SIE VERBRAUCHTE BATTERIEN, UM DIE ILLUSION PERFEKT ZU MACHEN (SOLLTEN NICHT LÄNGER ALS DREI MINUTEN STROM GEBEN)
WISSENSCHAFTLICH GETESTETE SPEZIALFORM MIT WEICHEM KNICK FÜR MINIMALE STIMULATION (SIE WERDEN IHN GAR NICHT SPÜREN, SO DASS SIE MÜHELOS IHREN NORMALEN TÄTIGKEITEN NACHGEHEN KÖNNEN WIE FERNSEHEN, ABWASCHEN USW.)
VIBRATOR GARANTIERT OHNE AUF- UND-AB-FUNKTION UND DREHMOMENTFREI
AUFKLEBBARE DECKENRISSE WERDEN MITGELIEFERT, DIE WÄHREND DER BENUTZUNG GEZÄHLT WERDEN KÖNNEN
3 GESCHWINDIGKEITEN: LANGSAM, SEHR LANGSAM, SCHLAFMODUS
GARANTIERT EINEN ZENTIMETER ZU KURZ, UM G-PUNKT ZU ERREICHEN

Sex-Tips für Greise: ④ Hilfsmittel für Männer

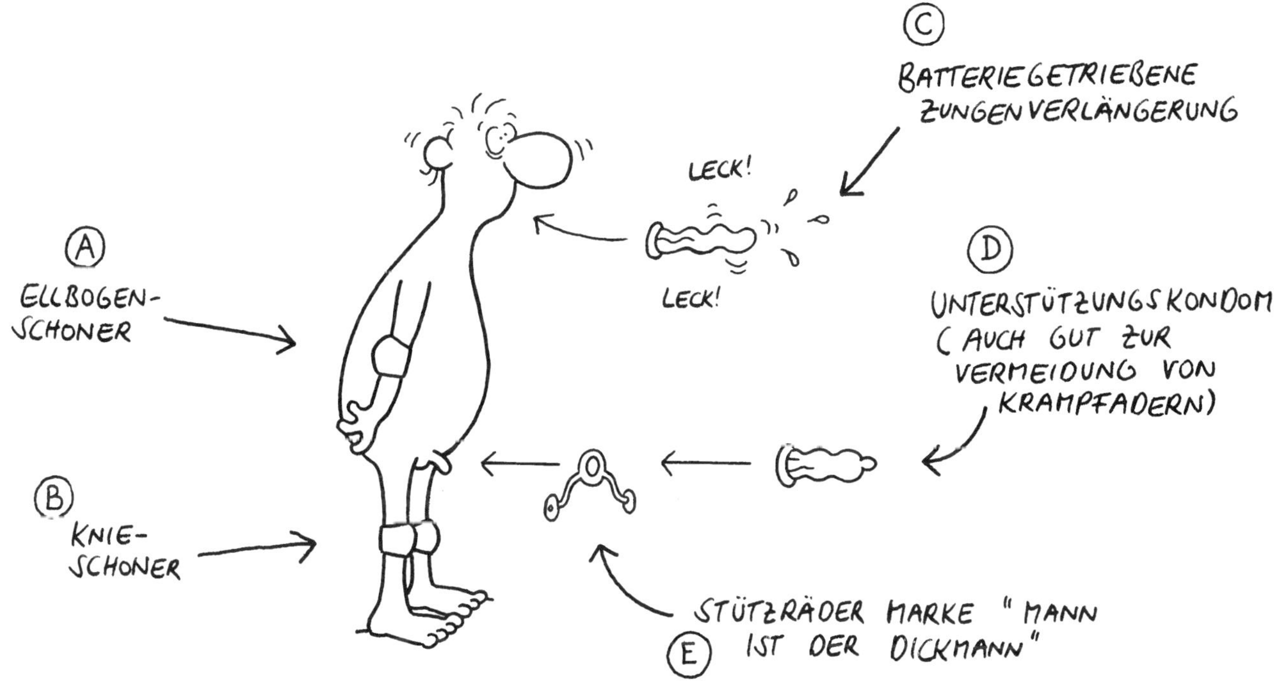

Ⓒ
BATTERIEGETRIEBENE ZUNGENVERLÄNGERUNG
LECK!
LECK!
Ⓐ
ELLBOGEN-SCHONER
Ⓓ
UNTERSTÜTZUNGSKONDOM (AUCH GUT ZUR VERMEIDUNG VON KRAMPFADERN)
Ⓑ
KNIE-SCHONER
STÜTZRÄDER MARKE "MANN IST DER DICKMANN"
Ⓔ

Auch als Greis noch voll im Trend

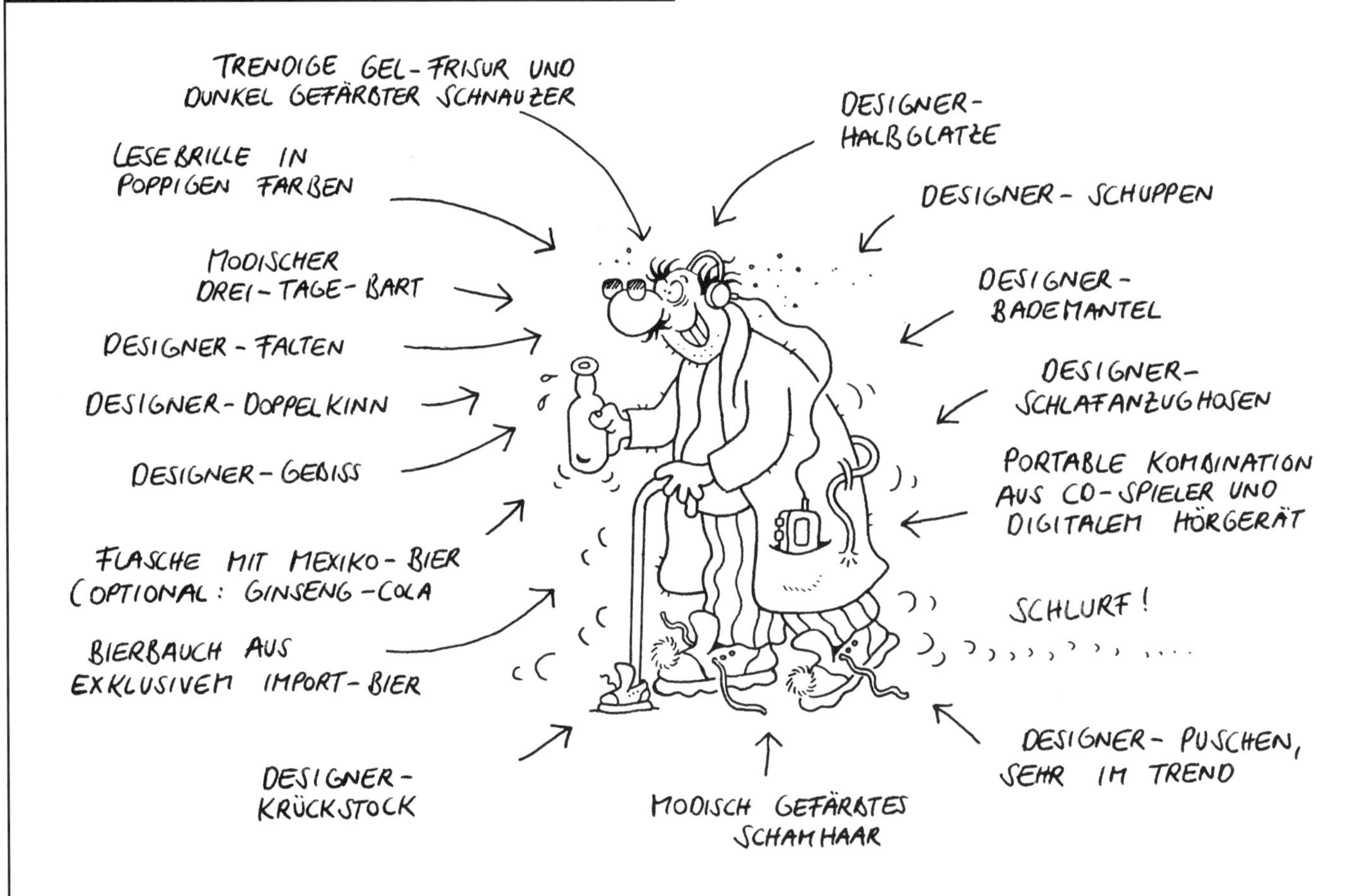

TRENDIGE GEL-FRISUR UND DUNKEL GEFÄRBTER SCHNAUZER
DESIGNER-HALBGLATZE
LESEBRILLE IN POPPIGEN FARBEN
DESIGNER-SCHUPPEN
MODISCHER DREI-TAGE-BART
DESIGNER-BADEMANTEL
DESIGNER-FALTEN
DESIGNER-SCHLAFANZUGHOSEN
DESIGNER-DOPPELKINN
PORTABLE KOMBINATION AUS CD-SPIELER UND DIGITALEM HÖRGERÄT
DESIGNER-GEBISS
FLASCHE MIT MEXIKO-BIER (OPTIONAL: GINSENG-COLA
SCHLURF!
BIERBAUCH AUS EXKLUSIVEM IMPORT-BIER
DESIGNER-PUSCHEN, SEHR IM TREND
DESIGNER-KRÜCKSTOCK
MODISCH GEFÄRBTES SCHAMHAAR

Vorspiel für Senioren

1: WASCHEN SIE AB UND BRINGEN SIE DIE KINDER INS BETT

2: DISKUTIEREN SIE ÜBER DIE HYPOTHEKEN-RATEN UND STREITEN SIE SICH ÜBER DAS HAUSHALTSBUDGET

3: WEINEN SIE HEMMUNGSLOS

4: BRECHEN SIE VOR DEM FERNSEHER ZUSAMMEN

5: GEHEN SIE AUF EIN BIER IN DIE KNEIPE NEBENAN (GEWÖHNLICH NUR EIN PARTNER)

6: LASSEN SIE SICH EINE PIZZA BRINGEN. SEHEN SIE SICH EINEN SPÄTFILM AN, SCHLAFEN SIE AUF DEM SOFA EIN

7: BACKEN SIE PFANNKUCHEN, KOCHEN SIE HEISSE SCHOKOLADE, PRÜFEN SIE NOCHMAL DIE HYPOTHEKENRATEN, ENTWERFEN SIE EINEN SPARPLAN USW.

8: 23^{00} UHR: PARTNER A PUTZT SICH DIE ZÄHNE UND GEHT ZU BETT

9: 1^{00} UHR: PARTNER B PUTZT SICH DIE ZÄHNE UND GEHT ZU BETT

10: 1^{05} UHR: PARTNER A ODER B STEHT AUF, GEHT AUFS KLO / FÜTTERT DAS BABY / VERSUCHT EINEN SPARPLAN ZU ENTWERFEN / WEINT HEMMUNGSLOS / TRINKT EINE FLASCHE ASBACH / NIMMT EINE ÜBERDOSIS

11: DER AKT. SOLLTE DER UNWAHRSCHEINLICHE FALL EINTRETEN, DASS SIE TATSÄCHLICH DIESES FINALE STADIUM ERREICHEN, LESEN SIE BITTE DIE HINWEISE AUF DER FOLGENDEN SEITE

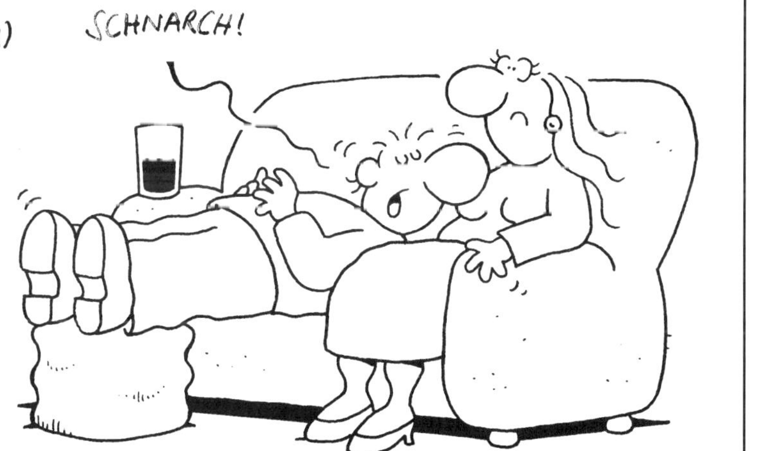
SCHNARCH!

Die flotte Greisen-Nummer (Ein Wiederholungskurs)

1: KONSULTIEREN SIE IHREN HAUSARZT FÜR EINEN RUNDUM-CHECK UND EINGEHENDE VORSORGE-UNTERSUCHUNG (BLUTDRUCK, EKG, EVENTUELLE ATEMPROBLEME)

2: AKT-VORBEREITUNGS-FITNESS-TRAINING (MINDESTENS DREI WOCHEN TÄGLICHES JOGGEN / RADFAHREN / GEWICHTSTRAINING / LIEGESTÜTZEN / ZUNGENAEROBIC)

3: ÜBERPRÜFEN SIE IN ALLER RUHE DIE FUNKTIONSFÄHIGKEIT IHRER KÖRPEREIGENEN SEXINSTRUMENTE UND DIE GEBRAUCHSTÜCHTIGKEIT DER HILFSMITTEL (AUF BATTERIESTÄRKE ACHTEN!), BESONDERS DANN, WENN DIESE LANGE NICHT MEHR IN BENUTZUNG WAREN. STELLEN SIE SICHER, DASS SÄMTLICHE ELEKTRISCHEN HILFSMITTEL MIT EINER NOTUNTERBRECHUNG AUSGESTATTET SIND, UM DIE GEBRAUCHSSICHERHEIT ZU GEWÄHRLEISTEN, BESONDERS IN FEUCHTEN KÖRPERREGIONEN UND BEI REIBUNGSINTENSIVEN TÄTIGKEITEN (ÜBERHITZUNGSGEFAHR)

4: VORSPIEL (SIEHE VORHERIGE SEITE)
BEACHTEN SIE: ÜBERALL WERDEN KURSE FÜR WIEDEREINSTEIGER ANGEBOTEN, FRAGEN SIE IN IHRER VOLKSHOCHSCHULE NACH SWINGER-SEMINAREN

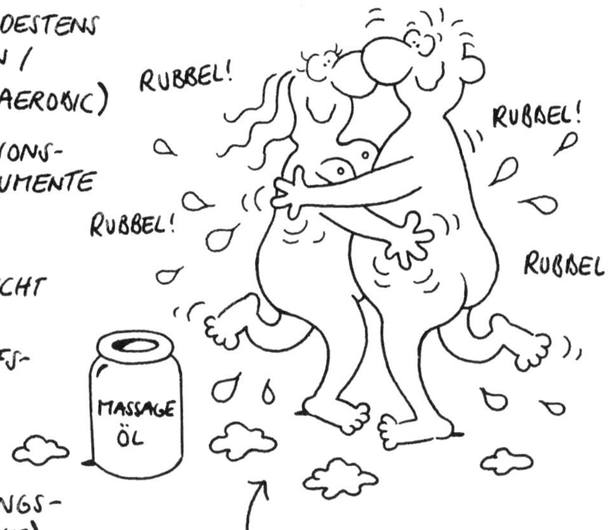
RUBBEL!
RUBBEL!
RUBBEL!
RUBBEL!
MASSAGE ÖL

EINE GANZKÖRPERMASSAGE MIT MASSAGEÖL KANN EINE ÜBERAUS EROTISIERENDE ERFAHRUNG SEIN UND ZUDEM AUF DIE VERSPANNTE, ALTERNDE MUSKULATUR ENTSPANNEND WIRKEN

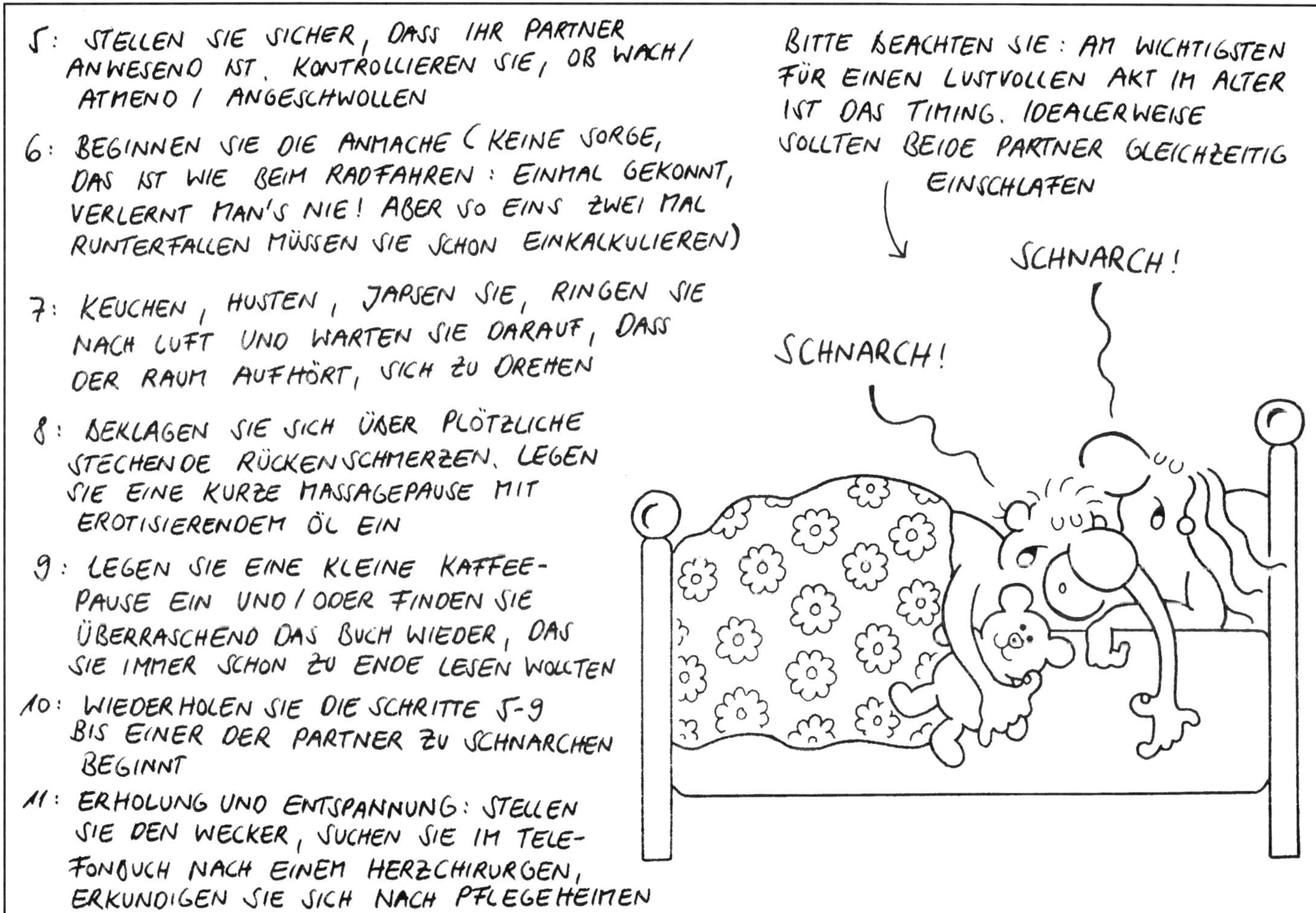
5: STELLEN SIE SICHER, DASS IHR PARTNER ANWESEND IST. KONTROLLIEREN SIE, OB WACH/ ATMEND / ANGESCHWOLLEN
6: BEGINNEN SIE DIE ANMACHE (KEINE SORGE, DAS IST WIE BEIM RADFAHREN: EINMAL GEKONNT, VERLERNT MAN'S NIE! ABER SO EINS ZWEI MAL RUNTERFALLEN MÜSSEN SIE SCHON EINKALKULIEREN)
7: KEUCHEN, HUSTEN, JAPSEN SIE, RINGEN SIE NACH LUFT UND WARTEN SIE DARAUF, DASS DER RAUM AUFHÖRT, SICH ZU DREHEN
8: BEKLAGEN SIE SICH ÜBER PLÖTZLICHE STECHENDE RÜCKENSCHMERZEN. LEGEN SIE EINE KURZE MASSAGEPAUSE MIT EROTISIERENDEM ÖL EIN
9: LEGEN SIE EINE KLEINE KAFFEE-PAUSE EIN UND / ODER FINDEN SIE ÜBERRASCHEND DAS BUCH WIEDER, DAS SIE IMMER SCHON ZU ENDE LESEN WOLLTEN
10: WIEDERHOLEN SIE DIE SCHRITTE 5-9 BIS EINER DER PARTNER ZU SCHNARCHEN BEGINNT
11: ERHOLUNG UND ENTSPANNUNG: STELLEN SIE DEN WECKER, SUCHEN SIE IM TELE-FONBUCH NACH EINEM HERZCHIRURGEN, ERKUNDIGEN SIE SICH NACH PFLEGEHEIMEN
BITTE BEACHTEN SIE: AM WICHTIGSTEN FÜR EINEN LUSTVOLLEN AKT IM ALTER IST DAS TIMING. IDEALERWEISE SOLLTEN BEIDE PARTNER GLEICHZEITIG EINSCHLAFEN
SCHNARCH!
SCHNARCH!

Die erogenen Zonen der Senioren

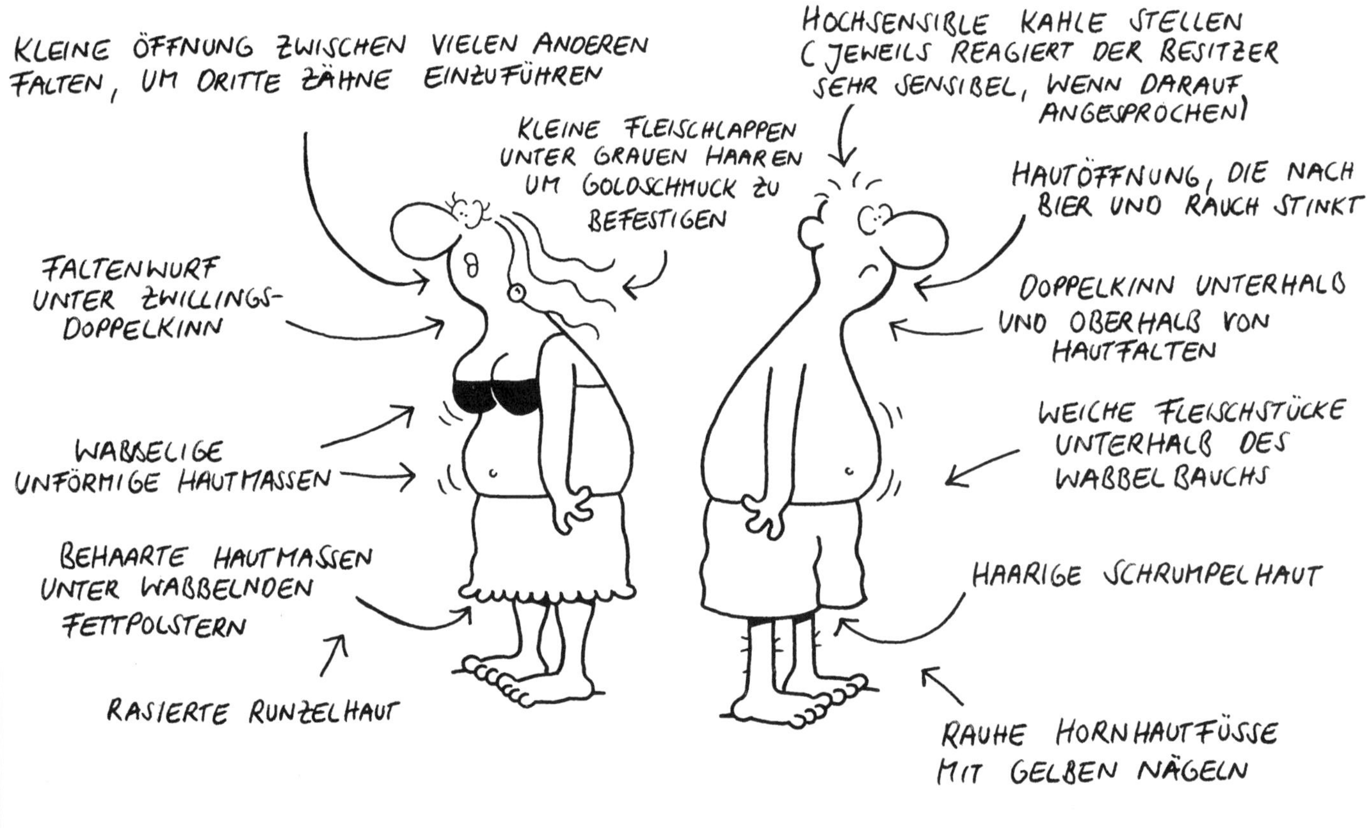
KLEINE ÖFFNUNG ZWISCHEN VIELEN ANDEREN FALTEN, UM DRITTE ZÄHNE EINZUFÜHREN
KLEINE FLEISCHLAPPEN UNTER GRAUEN HAAREN UM GOLDSCHMUCK ZU BEFESTIGEN
HOCHSENSIBLE KAHLE STELLEN (JEWEILS REAGIERT DER BESITZER SEHR SENSIBEL, WENN DARAUF ANGESPROCHEN)
FALTENWURF UNTER ZWILLINGS-DOPPELKINN
HAUTÖFFNUNG, DIE NACH BIER UND RAUCH STINKT
DOPPELKINN UNTERHALB UND OBERHALB VON HAUTFALTEN
WABBELIGE UNFÖRMIGE HAUTMASSEN
WEICHE FLEISCHSTÜCKE UNTERHALB DES WABBELBAUCHS
BEHAARTE HAUTMASSEN UNTER WABBELNDEN FETTPOLSTERN
HAARIGE SCHRUMPELHAUT
RASIERTE RUNZELHAUT
RAUHE HORNHAUTFÜSSE MIT GELBEN NÄGELN